AF503767

[illegible] DE FORMULER

OU

TABLEAUX SYNOPTIQUES

[illegible]

[illegible] MÉDICAMENS ET DES FORMES PHARMACEUTI-
[illegible] DOIVENT ÊTRE ADMINISTRÉS,

Par [illegible] D.-M.

[illegible] ÉDITION,

[illegible] SUIVIE D'UN

[illegible] PRATIQUE,

CONTENANT

[illegible] plus généralement employées dans les
Hôpitaux de Paris,

[illegible] Alibert, Bally, Biett, Boyer, J. Cloquet,
[illegible], Dupuytren, Fouquier, Jadelot,
[illegible], Lugol, Magendie, Récamier, Ricord,
[illegible], etc., etc.

[illegible]

[illegible] MÉDICALES

[illegible] LE BOUVIER

[illegible] 8.

Te 148
26
A

T 3764.
G. 3.

NUM. m - 2013

OUVRAGES QUI SE TROUVENT A LA MÊME LIBRAIRIE,

NDRAL. Cours de pathologie interne, professé à la faculté de médecine de Paris recueilli et rédigé par le docteur Amédée Latour, docteur en médecine 1836 3 vol. in-8°. Prix : 24 f.

Le premier volume contient les maladies du tube digestif, de l'appareil culatoire et de l'appareil respiratoire :

Le deuxième est consacré aux maladies des appareils des sécrétions :

Dans le troisième sont décrites les maladies des centres nerveux, des pareils des sens et des organes génitaux.

JASSON et **FOUCHE.** Manuel complet de physique et de météorologie. Seconde édition, revue et augmentée, ornée de six planches, représentant plus de 300 fig. 1835, 1 fort vol. gr. in-18. Prix : 6 f.

MONDIEU. La minéralogie enseignée en 24 leçons. 1826, in-12 avec planches. Prix : 6 f.

RAGO. Leçons d'astronomie, professées à l'Observatoire royal, nouvelle édition, avec des développemens et des vues nouvelles sur les comètes, etc. 1836, 1 vol. in-18. Prix : 2 50 – cart. 2 75.

AUDELOCQUE. Mémoire sur le traitement des maladies scrofuleuses, etc. 1833, in 8°. Prix : 3 f. 50.

ERTON. Recherches sur l'hydrocéphale aiguë, avec une variété particulière de pneumonie, et sur la dégénérescence tuberculeuse. 1834, in 8°. Prix : 4 f.

OUILLAUD. Essai sur la philosophie médicale et sur les généralités de la clinique médicale, précédé d'un résumé philosophique des principaux progrès de la médecine, suivi d'un parallèle des résultats de la formule des saignées coup sur coup, avec ceux de l'ancienne méthode, dans le traitement des phlegmasies aiguës. 1836 1 vol. in-8°. Prix : 7 f.

RICHETEAU. Clinique médicale de l'hôpital Necker, ou recherches et observations sur la nature, le traitement et les causes physiques des maladies. 1835, in-8°. Prix : 6 f.

BOC. Traité complet d'anatomie descriptive et raisonnée. 1837 2 gros vol. in-8°. Prix : 16 f.

Le premier volume est consacré à l'exposition en grand des organes, ainsi qu'aux considérations générales relatives aux divers tissus : le deuxième comprend la description des organes, considérés jusque dans leurs derniers détails.

BROC. Introduction à l'étude de l'anatomie, ou l'homme considéré en grand, sous le rapport des appareils et des fonctions. 1837 1 vol. in-8°, et atlas in-4° de 12 planches, avec explication. Prix : 12 f.

BROC. Essai sur les races humaines, considérées sous les rapports anatomique et philosophique. 1836, in 8°, figures. Prix : 3 f. 50.

CARRON DU VILLARDS. Répertoire annuel et universel de clinique médico-chirurgicale, ou résumé de tout ce que les journaux de médecine français et étrangers renferment de neuf et d'intéressant sous le rapport pratique. Cet ouvrage est divisé en trois parties : 1° clinique interne ou médicale ; 2° clinique externe ou chirurgicale ; 3° thérapeutique générale et pharmacologie. Chaque année, 1 vol. in-8° de 800 pages environ. Prix de l'année : 8 f., franco par la poste, 10 f 50.

La premier année a été publiée en 1833, la 5e en 1837.

CARRON DU VILLARDS. Recherches pratiques sur les causes qui font échouer l'opération de la cataracte, selon les divers procédés. 1835, 1 vol. in-8° avec pl Prix : 7 f.

CELSI. De medicina libri octo, nova editio. 1826, in-8°. Prix : 3 f. 50.

CORDIER. Histoire et description des champignons alimentaires et vénéneux, qui croissent sur le sol de la France ; contenant : la description des caractères particuliers à chacune de ces plantes, etc., nouvelle édition. 1836, in-18, avec pl. col. Prix : 4 f. 50.

DELPECH et **COSTE**. Recherches sur la génération des mammifères, suivies de recherches sur la formation des embryons ; mémoire qui a obtenu une médaille d'or à l'Institut de France. 1834 1 vol. in-4° avec figures, cartonné. Prix : 20 f.

DENEUX. Recherches pratiques sur les tumeurs sanguines de la vulve et du vagin. 1835, in-8°. Prix : 3 f. 50.

DENEUX. Mémoire sur les bouts de seins ou mamelons artificiels et les biberons. 1833, in-8°. Prix : 2 f.

D'HUC. Le médecin des femmes, manuel pratique, contenant la description des maladies propres aux femmes, avec le traitement qui leur est applicable. 1836 1 vol. grand in-18. Prix : 5 f.

D'HUC. Le médecin des enfans, guide pratique, contenant la description des maladies de l'enfance, depuis la naissance jusqu'à la puberté, avec le traitement qui leur est applicable, suivi d'un formulaire pratique. 1834 1 vol. grand in-18. Prix: 5 f. 50.

DURINGE. De l'homéopathie, ses avantages et ses dangers. 1834, in-8°. Prix : 4 f. 50.

DURINGE. Monographie de la goutte, et examen critique de ses diverses méthodes de traitement. 1835, in-8°. Prix : 4 f. 50.

DURINGE. Monographie nouvelle des affections rhumatismales, récentes, invétérées, externes et internes. 1835, in-8°. Prix : 3 f. 50.

FABRE-TERRENEUVE. Essai sur la manière et les moyens d'exercer la médecine honorablement. 1836, in-8°. Prix : 4 f. 50.

FLOURENS. Cours sur la génération, l'ovologie et l'embriologie, fait au Muséum d'histoire naturelle, recueilli et publié par M. Deschamps. 1 vol. in-4° avec planches. Prix; 6 f. fig. color. 12 f.

FODÉRÉ. Essai médico-légal sur diverses espèces de folie vraie, simulée et raisonnée, sur leurs causes et les moyens de les distinguer; sur leurs effets excusans et atténuans devant les tribunaux. 1832, in-8°. Prix: 5 f.

FODÉRÉ. Essai théorique et pratique de pneumatologie humaine, ou recherches sur la nature, les causes et le traitement des flatuosités et de diverses vésanies, etc. 1829, in-8°. Prix : 4 f.

FODÉRÉ. Traité de médecine légale et d'hygiène publique. 2e édition. 1813, 6 vol. in-8°. Prix : 30 f.

FROISSENT. L'art d'élever les enfans; considérations sur l'éducation physique et morale. 1833, in-8°. Prix: 5 f.

GEOFFROY SAINT-HILAIRE. Histoire naturelle des mammifères, comprenant quelques vues préliminaires de philosophie naturelle, etc., cours professé au Jardin du Roi. 1834, 1 fort vol. in-8° avec pl. Prix : 8 f.

JULIA DE FONTENELLE Recherches médico-légales sur l'incertitude des signes de la mort, les dangers des inhumations précipitées, les moyens de constater les décès, et de rappeler à la vie ceux qui sont en état de mort apparente. 1834, 1 vol. in-8°. Prix : 5 f.

JULIA DE FONTENELLE. Journal et mémoires de la Société des sciences physiques, chimiques et arts agricoles et industriels de France. Années 1833, 1834, 1835 et 1836, formant 4 vol. in-8°, avec des planches, ensemble. Prix : 28 f.

MAISONABE. Orthopédie. Clinique sur les difformités dans l'espèce humaine ; accompagnée de mémoires et dissertations sur le même sujet. 1834, 2 vol. in-8° avec 30 planches. Prix : 14 f.

MAURY. Traité complet de l'art du dentiste d'après l'état actuel de nos connaissances, nouv. édit. 1833, 2 vol. in-8°, dont un de planches. Prix : 16 f.

MELLET. Manuel pratique d'orthopédie, ou traité élementaire sur les moyens de prévenir et de guérir toutes les difformités du corps humain 1835. 1 vol. grand in-18 avec 28 figures. Prix : 6 f. 50.

MIGUET. Recherches chimiques et médicales sur la créosote, sa préparation, ses propriétés, son emploi, 1834. 1 vol. in-8°. Prix : 2 f. 50.

PARCHAPPE. Recherches sur l'Encéphale, sa structure, ses fonctions et ses maladies. *Premier mémoire :* du volume de la tête et de l'encéphale chez l'homme. 1836, in-8°, avec 12 tableaux. Prix : 3 f. 50.

PINEL. Physiologie de l'homme aliéné, appliquée à l'analyse de l'homme social. 1833, in-8°. Prix : 6 f.

RIBES. De l'anatomie pathologique considérée dans ses vrais rapports avec la science des maladies. 1834, 2 vol. in-8°. Prix : 13 f.

SERRE. Traité pratique de la réunion immédiate et de son influence sur les progrès récens de la chirurgie dans toutes les opérations ; ouvrage dans lequel on compare les principes suivis dans les diverses écoles, et les résultats obtenus dans les grands hôpitaux de France. 1837 1 vol. in-8° avec planches. Prix : 8 f.

SZERLECKI. Dictionnaire abrégé de thérapeutique, ou exposé des moyens curatifs employés par les praticiens les plus distingués de la France, de l'Allemagne, d'Angleterre et de l'Italie, dans toutes les maladies, rangés d'après l'ordre alphabétique, 1837 2 vol. in-8°. Prix : 14 f.

L'ART DE FORMULER,

SUIVI D'UN

FORMULAIRE PRATIQUE.

IMPRIMERIE DE MOQUET ET COMP.
rue de la Harpe, 90.

L'ART DE FORMULER

OU

TABLEAUX SYNOPTIQUES

DES DOSES DES MÉDICAMENS ET DES FORMES PHARMACEUTIQUES SOUS LESQUELLES ILS DOIVENT ÊTRE ADMINISTRÉS.

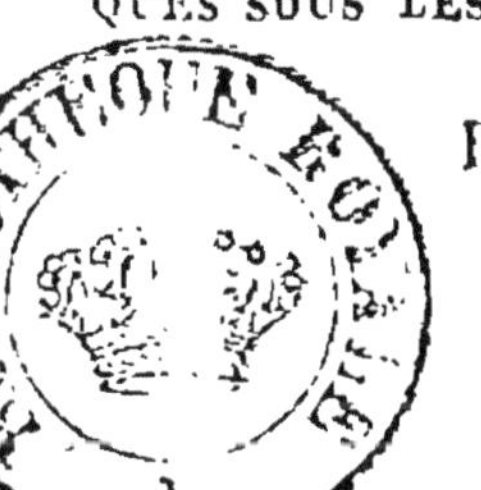
BIBLIOTHÈQUE ROYALE

Par GAUTHERIN, D. M.

DEUXIÈME ÉDITION,

AUGMENTÉE D'UN

FORMULAIRE PRATIQUE,

CONTENANT

les formules le plus généralement employées dans les hôpitaux de Paris,

PAR MM. ALIBERT, BALLY, BIETT, BOYER, J. CLOQUET, CRUVEILHIER, DUPUYTREN, FOUQUIER, JADELOT, LERMINIER, LUGOL, MAGENDIE, RÉCAMIER, RICORD, TROUSSEAU, VELPEAU, etc., etc.;

PARIS.

LIBRAIRIE DES SCIENCES MÉDICALES

DE JUST ROUVIER ET E. LE BOUVIER

RUE DE L'ÉCOLE DE MÉDECINE, n. 8.

1838.

PRÉFACE.

Le jeune praticien est souvent arrêté par la difficulté de rédiger une formule d'une manière conforme aux règles de l'art ; lui frayer une route facile à suivre, tel est le but que nous nous sommes proposé d'atteindre en publiant ce travail.

Nous l'avons divisé en cinq parties. Nous donnons dans la *première* quelques généralités sur les médicaments et sur les différentes formes pharmaceutiques, des règles sur l'art de formuler, et nous y expliquons le mode d'emploi de nos tableaux synoptiques. Ces tableaux constituent la *seconde* partie. La *troisième* contient les *formules consacrées*, c'est-à-dire, celles des principales préparations officinales, telles que les pilules de cynoglosse, de Méglin, de Belloste, de Bacher, le baume de Fioraventi, l'emplâtre de Vigo, l'onguent de la mère, le laudanum de Rousseau, celui de Sydenham, etc., et la composition de certains médicaments magistraux auxquels nous avons renvoyé le lecteur dans nos tableaux synoptiques. La *quatrième* partie ou vocabulaire, est destinée à quelques particularités sur les agents thérapeutiques mentionnés dans nos tableaux, telles que leurs noms latins, les dénominations diverses sous lesquelles plusieurs d'entr'eux sont connus, les principes actifs de certaines substances, la composition des principaux sirops, des principales teintures, etc. Enfin, la *cinquième* et dernière partie est un recueil des formules le plus généralement employées dans les hôpitaux de Paris, par

MM. Alibert, Biett, J. Cloquet, Dupuytren, Lerminier, Magendie, Récamier, Trousseau, etc. Les élèves qui fréquentent la clinique ophthalmologique de M. le docteur Sichel trouveront également dans cette cinquième partie les principales formules de ce praticien.

Le lecteur remarquera que l'art de formuler les médicaments internes a été tellement simplifié que trois formes médicamenteuses seules, les poudres, les tisanes et les potions, étant connues, on peut facilement formuler toutes les autres. En effet, les pilules et les bols dérivent des poudres ; les apozèmes, des tisanes ; les juleps, les loochs et les mixtures, des potions. Nous n'entrerons ici dans aucun détail sur une théorie que nous ne faisons qu'indiquer : nous renvoyons le lecteur au chapitre V de la première partie.

Lorsque dans le cours de nos études médicales, nous eûmes à nous occuper de l'art de formuler, quelques essais suffirent pour nous convaincre que la posologie exigeait seule un travail long et pénible. C'est alors que nous imaginâmes des tableaux synoptiques. Les avantages nombreux qu'ils nous ont procurés nous autorisent à regarder cette manière de présenter les doses comme plus simple que celle qui a été adoptée par la plupart des auteurs. Nous espérons que les documents que l'on trouvera dans cet opuscule suffiront à tous les besoins de la pratique : *Multiplicitas remediorum filia est ignorantiæ ; sapientes ad naturæ legem compositi paucis multa peragunt* (Guy Patin).

Quelques erreurs typographiques se sont glissées dans cet ouvrage ; nous prions le lecteur de les rectifier en consultant les *errata* placés à la fin de ce volume.

L'ART DE FORMULER

D'APRÈS UNE MÉTHODE FACILE,

OU

TABLEAUX SYNOPTIQUES

DES DOSES DES MÉDICAMENS,

ET DES FORMES PHARMACEUTIQUES SOUS LESQUELLES ILS DOIVENT ÊTRE ADMINISTRÉS.

PREMIÈRE PARTIE.

POUR étudier avec fruit les tableaux synoptiques qui forment la seconde partie de cet ouvrage, quelques connaissances préliminaires sont indispensables. Bien qu'on ait pu les puiser dans les meilleurs traités de pharmacologie, nous croyons utile de les rappeler ici en peu de mots. Nous parlerons dans ces prolegomènes :

1°. Du médicament en général, de son action sur l'économie, et de la classification que nous adopterons.

2°. Des différentes formes pharmaceutiques sous lesquelles sont administrées les substances médicamenteuses.

3°. De la formule et de son mécanisme.

4°. Des règles générales pour formuler.

5°. Du mode d'emploi de nos tableaux synoptiques.

CHAPITRE PREMIER.

Du médicament en général et de son action sur l'économie. — Classification.

On entend par *médicament* toute substance employée dans l'art de guérir ; les minéraux, les végétaux et les animaux fournissent les divers agens pharmacologiques.

Une substance ne peut être nommée *médicinale* que lorsqu'elle est capable d'exercer sur nos tissus une impression qui en modifie l'état actuel; si, en agissant avec trop d'énergie, elle corrode les tissus organiques ou donne lieu à des accidens graves, ce ne sera plus un médicament, mais un poison. Cette activité d'un agent vénéneux pourra être limitée par le praticien, qui saura en tempérer l'effet, en l'unissant à des matières inoffensives, et en l'administrant par degrés et à petites doses.

Presque tous les corps de la nature ont été tour à tour usités comme médicamens. Les progrès de la science en ont fait rejeter le plus grand nombre, les uns comme nuisibles, les autres comme inutiles, et de nos jours, les substances dont on se sert en thérapeutique sont peu nombreuses.

Un médicament *simple* est celui qui est constitué par un seul agent (le quinquina en poudre). Plusieurs ingrédiens donnent naissance au médicament *composé* (la poudre de Dower). Les médicamens ont encore été divisés en *internes* et en *externes*, en *officinaux* et en *magistraux*. Les médicamens officinaux peuvent être conservés au moins un an dans les pharmacies : tels sont les vins, les sirops, etc.; et les derniers, préparés toujours d'après les prescriptions des médecins, s'altèrent en général au-delà d'un ou de quelques jours.

Les médicamens n'agissent pas sur l'homme sain comme sur l'homme malade ; l'état pathologique soumis à l'influence des agens pharmaceutiques était seul la véritable source de lumières pour le praticien ; mais si, au milieu des progrès qu'ont fait les diverses branches de la science, la thérapeutique semble être restée stationnaire, on s'en rendra facilement compte en songeant aux difficultés qu'on avait à combattre : *ars longa, vita brevis, experimentum periculosum*. Ici, il faut plutôt accuser la pathologie que la thérapeutique; car, s'il n'est pas toujours facile d'expliquer d'une manière satisfaisante les phénomènes physiologiques, il est plus difficile encore de se rendre raison de ceux qui s'opèrent dans l'économie souffrante. Bien que les nosologistes aient rassemblé dans un même groupe des affections identiques en apparence, les maladies n'en restent pas moins distinctes suivant les individus, et suivant une infinité de circonstances qui, modifiant le travail morbifique, rendent différentes les indications thérapeutiques, lorsqu'on est assez heureux pour les saisir.

De ces réflexions naîtra une justification des reproches d'infidélité et d'incertitude faits aux substances médicamenteuses. Quelques-unes d'entre elles, peu nombreuses, à la vérité, et rangées sous le nom de *spécifiques*, sont en général à l'abri de ces reproches.

L'expérience prouve que l'action des médicamens est tantôt locale et tantôt générale. Si un émétique et un purgatif agissent localement sur la membrane muqueuse du tube digestif, il y a des médicamens qui impressionnent l'économie toute entière; tels sont les stimulans *diffusibles*. Nous verrons aussi que certaines substances ont une prédilection marquée pour tel ou tel organe, pour tel ou tel appareil. Ainsi l'opium tiendra sous son influence le système nerveux; la strychnine agira sur la moëlle épinière, d'après des expériences récentes; le nitre augmentera la secrétion urinaire.

Deux méthodes s'offrent à nous pour classer les agens pharmaceutiques. La première consiste à adopter les divisions de l'histoire naturelle, c'est-à-dire à les ranger en minéraux, en végétaux et en animaux, comme l'ont pratiqué MM. Fée et Guibourt, et la seconde à grouper les productions naturelles d'après leur mode d'action sur l'économie. Cette méthode est plus avantageuse pour le thérapeutiste ; nous n'hésiterons pas à l'adopter.

Les médicamens seront donc divisés dans nos tableaux en :

1° *Emolliens,* qui ont pour effet de diminuer la tension vitale des tissus et d'affaiblir l'énergie des organes. Il n'y a point de productions minérales qui soient émollientes. Les substances végétales douées de cette vertu sont en général composées de mucilage, de fécule, de sucre, d'albumine, etc.; les substances animales donnent à l'analyse chimique, de la gélatine, de l'albumine et un corps gras.

2° *Tempérans.* Ils diminuent l'irritation, et spécialement l'activité de la circulation. Le plus souvent acidules, ils sont fournis par le règne minéral et le règne végétal.

3° *Toniques.* Ces médicamens, d'une saveur amère ou styptique, donnent de l'énergie aux divers appareils organiques. On trouve dans les végétaux toniques un principe extractif, du tannin, de l'acide gallique, etc. Nous diviserons cette classe en deux sections; 1° les amers; 2° les astringens. Les premiers, doués d'une saveur amère, sans astringence, augmentent le ton des organes d'une manière lente et durable, et conviennent surtout aux tempéramens lymphatiques; les seconds déterminent dans nos tissus une sorte de resserrement fibrillaire, tout en exerçant une action tonique passagère.

4° *Stimulans généraux.* (Excitans). Ils accroissent rapidement les mouvemens organiques; sous leur influence, les appareils qui président à la circulation, à la respiration, à la digestion, et l'encéphale, exécutent avec plus de célérité leurs fonctions. Les végétaux excitans contiennent en général du camphre, de la résine, de la gomme résine, de l'acide benzoïque; ils sont odorans, et appartiennent pour la plupart aux labiées, aux laurinées, aux ombellifères ou aux synanthérées. Les stimulans généraux seront divisés en *diffusibles* et *non diffusibles*, qui ne diffèrent entre eux que par la rapidité avec laquelle ils agissent.

5° *Spéciaux.* Sous le nom de *spéciaux*, nous désignerons des médicamens dont l'action particulière sur tel ou tel appareil organique a été constatée par l'expérience. Cette classe doit comprendre un très-grand nombre d'agens pharmaceutiques : elle sera divisée en neuf sections.

1re SECTION. — *Spéciaux du système nerveux.* — Elle comprend *les stimulans proprement dits de ce système*, *les anti-spasmodiques* et les *narcotiques*. La dénomination donnée aux médicamens de la première espèce indique suffisamment leur mode d'action. Les anti-spasmodiques ramènent à l'état physiologique les fonctions troublées du système nerveux. « Ce sont des matières végétales gommo-résineuses ou aromatiques, des substances animales très-odorantes, ou des préparations chimiques très diffusibles. Elles ne se ressemblent, quant à leurs propriétés physiques, qu'à cause de la volatilité de leurs principes, qui cependant ne sont pas précisément les mêmes. C'est néanmoins dans cet arôme végétal ou animal que paraît principalement résider la propriété diffusible, et l'effet secondaire anti-spasmodique. (Guersent.) »

Les *narcotiques* agissent sur l'innervation et principalement sur le cerveau dont ils modifient, diminuent ou suspendent momentanément les fonctions. Ils sont employés pour calmer l'agitation de certains malades, et appaiser la douleur. Administrés à hautes doses, ils donnent naissance au phénomène connu sous le nom de *narcotisme.*

2e SECTION. — *Spéciaux du système cutané.* — Nous rangerons dans cette section les *sudorifiques*, médicamens qui déterminent l'augmentation de la transpiration cutanée. On les administre généralement en tisanes qui provoqueront la diaphorèse avec efficacité si elles sont chaudes, et si le malade est couvert de vêtemens mauvais conducteurs du calorique.

3e SECTION. — *Spéciaux du système absorbant.* — Ces médicamens qui portaient jadis le nom de *fondans* ont la vertu de rendre l'absorption plus active. Ils sont d'un grand secours dans les affections scrophuleuses et vénériennes. Leur action varie; ainsi, l'iode exerce une influence particulière sur le corps thyroïde, les testicules et les glandes mammaires.

4e SECTION. — *Spéciaux de l'appareil circulatoire.* — Ils agissent en général comme sédatifs du système vasculaire.

5e SECTION. — *Spéciaux de la sécrétion bronchique* (expectorans). — Ils favorisent l'expulsion des matières que contiennent le larynx, la trachée et les bronches.

6e SECTION. — *Spéciaux du rein* (diurétiques). — Ces substances qui augmentent la sécrétion de l'urine, s'administrent presque toujours sous forme de tisane. La scille se donne souvent en pilules.

7e SECTION. — *Spéciaux du tube digestif.* — Ils seront divisés en :

1° *Emétiques* qui provoquent le vomissement;

2° *Laxatifs* qui purgent doucement;

3° *Cathartiques* qui irritent d'une manière passagère la membrane muqueuse intestinale, d'où résultent des évacuations alvines plus ou moins abondantes.

4° *Drastiques* qui agissent très-violemment sur la membrane muqueuse intestinale dont ils produisent la phlogose.

5° *Anthelmintiques* (vermifuges) qui tuent les vers contenus dans le canal alimentaire, ou provoquent leur expulsion.

8e SECTION. — *Spéciaux de l'appareil génito-urinaire.* — Leur influence sur cet appareil est variable. Les uns augmentent sa vitalité, les autres semblent exercer une action spéciale sur la membrane muqueuse des voies urinaires, en même temps qu'ils agissent comme dérivatifs sur le canal intestinal.

9e SECTION. — *Spéciaux de l'utérus* (emménagogues). Ils font naître dans l'utérus un mouvement fluxionnaire d'où dérive la menstruation. Un d'entre eux, le seigle ergoté, jouit de la propriété de provoquer les contractions de la matrice.

6° *Vésicans* (épispastiques). Ils enflamment la peau sur laquelle ils ont été appliqués, et si leur action dure quelque temps, ils déterminent la formation de bulles ou phlyctènes.

7° *Caustiques*. Ils frappent de mort la partie qui a été mise en contact avec eux, et produisent une gangrène partielle nommée *escarre*.

Les médicamens de ces deux dernières classes ne sont guère employés que pour établir des exutoires. Quelques-uns d'entre eux cependant sont administrés à l'intérieur par un petit nombre de médecins. Nous devrons en indiquer les doses.

Tel est le mode suivant lequel seront disposées dans nos tableaux les substances pharmaceutiques.

Quand un médicament jouira de plusieurs propriétés manifestes, nous le répéterons dans plusieurs tableaux. Ainsi, la scille est expectorante et diurétique; nous indiquerons donc ses doses aux expectorans, et nous les donnerons encore aux diurétiques. Nous ne ferons pas deux classes particulières des *contro-stimulans* et des *spécifiques;* mais aux articles kermès, émétique, mercure, quinquina, etc., nous relaterons soigneusement les doses auxquelles ces substances sont employées, les unes comme contro-stimulantes, les autres comme spécifiques.

Classification suivant laquelle seront rangés, dans nos Tableaux synoptiques, les agens médicinaux.

1°. Emolliens.

2°. Tempérans.

3°. Toniques { 1° amers. 2° astringens

4°. Stimulans généraux { 1° non diffusibles. 2° diffusibles.

5°. Spéciaux.

1re section. Du système nerveux. { 1° stimulans proprement dits de ce système. 2° anti-spasmodiques. 3° narcotiques.

2e section. Du système cutané (sudorifiques).

3e section. Du système absorbant.

4e section. De l'appareil circulatoire.

5e section. De la sécrétion bronchique (expectorans.)

6e section. Du rein (diurétiques).

7e section. Du tube digestif. { 1° émétiques. 2° laxatifs. 3° cathartiques. 4° drastiques. 5° anthelmintiques.

8e section. De l'appareil génito-urinaire.
9e section. De l'utérus.
6°. Vésicans (épispastiques).
7°. Caustiques.

CHAPITRE II.

Des différentes formes pharmaceutiques.

Avant d'être administrées, les drogues simples ont besoin d'être soumises à une préparation; tel est le but de la pharmacie. L'étude préliminaire des différentes formes pharmaceutiques et des modifications que les procédés en usage ont fait subir aux agens médicinaux est indispensable à celui qui veut formuler, il est donc utile de les faire connaître; mais auparavant, disons ce qu'on entend par *espèces médicinales*.

On donne ce nom à des parties de végétaux jouissant de propriétés physiques à peu près semblables, d'un mode d'action analogue, que l'on desséche, que l'on mélange en parties égales, et que l'on conserve pour l'usage.

1°. *Espèces émollientes.*

Feuilles de mauve.	Feuil. de pariétaire.
de guimauve.	de bouillon blanc.

Employées principalement pour fomentations, lavemens, lotions, etc.

2°. *Espèces pectorales (4 fleurs.)*

Fleurs de mauve.	Fleurs de tussilage.
de violette.	de coquelicot.

Pour tisanes dites pectorales.

3°. *Fruits pectoraux.*

Dattes.	Figues
Raisins secs.	Jujubes.

Mêmes usages.

4° *Espèces aromatiques.*

Sommités de sauge.	Sommités d'origan.
de mélisse.	d'hysope.
de thym.	de menthe poivrée.
de serpolet.	d'absinthe.
de lavande.	

Les tisanes qui sont préparées avec ces espèces doivent être administrées chaudes.

5°. *Espèces anthelmintiques.*

Sommités d'absinthe.	Fleurs de camomille.
de tanaisie.	

6°. *Espèces amères.*

Sommités de petit chêne.	Sommités de fumeterre.
de petite centaurée.	Feuilles de ményanthe.
	Fruits du houblon.

Pour tisanes amères.

7°. *Espèces ou 4 bois sudorifiques.*

Bois de gaïac.	Racines de salsepareille.
de sassafras.	de squine.

On prépare avec les 4 bois sudorifiques des tisanes dont on fait un fréquent usage dans les maladies vénériennes.

8°. *Espèces diurétiques.*

Racines de persil.	Racines de fenouil.
d'ache.	de petit houx.
d'asperge.	de fraisier.

9°. *Semences froides.*

Graines de concombre.	Graines de citrouille.
de melon.	de pastèque.

Employées comme tempérantes.

10°. *Semences chaudes.*

Anis.	Carvi.
Fenouil.	Coriandre.

Employées comme stimulantes.

11°. *Farines émollientes.*

Farine de seigle.	Farine de lin.
d'orge.	

Pour cataplasmes émolliens.

1° *Médicamens destinés principalement à l'usage interne.*

POUDRES.

Les poudres sont des substances solides réduites en particules très tenues. Suivant qu'elles sont formées d'un ou de plusieurs agens médicinaux, on les appelle *simples* ou *composées*. On les prépare à l'aide de divers procédés, savoir: la *contusion*, la *trituration*, le *frottement* et la *porphyrisation*.

On pulvérise une substance par *contusion* quand on la place dans un mortier et qu'on la frappe avec le pilon. Les matières sèches et dures, telles que les écorces, les tiges, etc., seront réduites en poudre de cette manière. On pulvérisera les sels dans un mortier de marbre; quand ils seront acides, on se servira d'un mortier de verre. *La trituration* consiste à promener circulairement le pilon dans le mortier. On aura recours à ce procédé pour les gommes résines et les résines, substances qui se ramollissent en s'échauffant.

Le mode de pulvérisation par *frottement*, qui

consiste à user la substance sur un tamis, sera employé pour la céruse, la magnésie, l'agaric blanc, etc.

Enfin la *porphyrisation* est le broiement de la matière, à l'aide d'une molette très-dure. C'est ainsi qu'on réduira en poudre plus tenue des corps déjà pulvérisés.

On appelle *intermède* l'agent que l'on met en contact avec un corps pour faciliter la séparation de ses molécules. Destiné à s'interposer entr'elles ou à en absorber l'humidité, cet agent ne doit pas en altérer les propriétés médicinales. L'alcool est l'intermède du camphre; la vanille sera coupée avec des ciseaux, puis mêlée avec le double de son poids de sucre, et le mélange sera broyé. On unit les métaux ductiles à du sel marin ou à du sucre, et la masse réduite en poudre est traitée par l'eau bouillante qui dissout l'intermède. Enfin, quand les poudres ont été obtenues par les procédés indiqués, on en opère la *tamisation*.

PILULES.

Médicamens presque solides, mais cédant

encore à la pression, d'une forme ronde et d'un petit volume. Les pilules doivent peser de 1/2 à vj grains. On y fait entrer des pulpes, des extraits, des résines, des gommes résines, des matières minérales, des poudres, etc., et on leur donne de la consistance à l'aide d'un sirop, d'un mucilage, d'un mellite, d'un extrait végétal. L'huile est l'excipient des pilules de savon, l'oximel scillitique, celui des pilules de scille. Quelques-unes peuvent être préparées sans excipient; elles sont fournies par les substances qui se ramollissent à la chaleur et se solidifient ensuite. Exemple : les gommes résines. Les pilules sont ordinairement roulées dans une poudre inerte, telle que la poudre de réglisse, d'amidon, de lycopode, ou bien enveloppées dans des feuilles d'or ou d'argent, quand elles ne renferment ni préparations de soufre, ni sels mercuriels. Ces précautions ont pour effet de masquer la saveur désagréable qu'elles peuvent avoir, et de les empêcher de s'agglutiner entr'elles.

BOLS.

Les bols diffèrent des pilules par leur consistance plus molle et leur volume plus considérable. Du reste, la composition des deux médicamens est identique, et ils se préparent de la même manière. Les bols doivent peser de vij à xv grains.

TABLETTES ET PASTILLES.

Médicamens solides, d'une forme carrée, cylindrique, losangique, etc., et composés de poudres et de sucre, unis à l'aide d'un mucilage. Confondues souvent avec les pastilles, les tablettes ont en général des dimensions plus grandes. On a plus particulièrement réservé le nom de *pastilles* à des préparations de sucre cuit à la plume, et aromatisé avec des substances odorantes (pastilles de menthe). Elles appartiennent principalement à l'art du confiseur.

On obtient les tablettes en pulvérisant les matières qui doivent en faire partie, en les mêlant à du sucre, et en donnant à la masse une consistance pâteuse à l'aide d'un mucilage de gomme adragante. Cette masse est étendue, au moyen d'un rouleau, sur une table saupoudrée d'amidon, et elle est divisée en portions plus ou moins volumineuses avec un emporte-pièce ou un couteau. Les tablettes sont séchées à l'air avant d'être portées à l'étuve; sans cette précaution, elles seraient fendillées par l'action trop brusque de la chaleur.

PATES.

Préparations qui ont la mollesse de la pâte de farine, et dont les parties sont assez bien liées entr'elles pour ne point adhérer au doigt. Les pâtes sont composées de gomme et de sucre, que l'on a fait dissoudre, soit dans l'eau, soit dans un *decoctum*, un *infusum*, un *maceratum*, chargés de principes médicamenteux et rapprochés par l'évaporation (1).

(1) Il est convenable que nous déterminions ici le sens qui doit être attaché à ces dénominations. La *décoction* consiste à soumettre une substance médicinale à l'action prolongée de l'eau bouillante; l'*infusion*, à verser un liquide chaud sur un corps dont on veut extraire les principes médicamenteux; la *macération*, à laisser séjourner des substances dans l'eau froide; enfin, la *digestion* diffère de la macération en ce que l'on favorise, à l'aide d'une douce chaleur, l'action long-temps prolongée de

On aromatise les pâtes avec des eaux distillées, des huiles essentielles, etc. Les principales sont celles de gomme arabique (vulgairement dite pâte de guimauve), de lichen, de jujubes, de dattes et de réglisse.

GELÉES.

Ce sont des produits pharmaceutiques qui ont l'aspect d'une masse tremblante, et qui jouissent en général d'une saveur agréable. On les obtient à l'aide d'une décoction de substances végétales ou animales, laquelle est condensée par l'évaporation. Les gelées végétales sont principalement du ressort du confiseur (gelées de coings, de pommes, de groseilles). Elles doivent leur consistance à un corps particulier que M. Braconnot a découvert, et qu'il a nommé acide *pectique* (1). Les gelées animales ont pour base la gélatine ; les principales gelées usitées en médecine

---

l'eau. Les produits obtenus se nomment *decoctum*, *infusum*, *maceratum* et *digestum*.

(1) Annales de Chimie et de Physique, tom. xxx.

sont celles de mousse de Corse, de lichen et de corne de cerf.

EXTRAITS.

Médicamens mous ou secs, produits de l'évaporation d'un suc exprimé, ou d'un *solutum*, d'un *infusum*, d'un *maceratum*, d'un *decoctum*. On désigne plus particulièrement sous le nom de *rob* le suc épaissi et non fermenté de quelques fruits. (Rob de Baies de sureau, rob de Nerprun.) Les extraits peuvent se diviser en trois classes. 1° Ceux qu'on obtient à l'aide des sucs des végétaux (extraits de belladone, de fumeterre); 2° ceux dont le véhicule d'extraction est l'eau (extraits de cachou, d'opium, d'aloès); 3° ceux qu'on prépare avec l'alcool (extrait de ratanhia).

ÉLECTUAIRES.

On entend par *électuaires*, *confections*, *opiats*, des médicamens complexes, demi solides et formés de poudres, de pulpes, d'extraits, de sels, etc., unis à un sirop, à du miel ou à des solutions gommeuses. Les électuaires encore en usage aujourd'hui sont la *thériaque* et le *diascordium*.

CONSERVES.

Ces préparations, d'une consistance molle, sont composées d'un agent pharmaceutique, allié à du sucre, qui lui sert de condiment. (Conserve de roses; conserve de cynorrhodons.)

PULPES.

La partie molle et parenchymateuse des végétaux, séparée de la partie fibreuse dont elle est enveloppée, se nomme *pulpe*. On prépare les pulpes avec des racines, des feuilles et des fruits. Elles sont sujettes à s'altérer promptement; aussi ne doit-on se les procurer qu'au moment d'en faire usage.

Les procédés diffèrent suivant les parties qui doivent être soumises à la *pulpation*. On pilera dans un mortier de marbre les substances molles et succulentes, et on les fera passer à travers un tamis de crin très-serré, à l'aide d'une large spatule de bois, nommée *pulpoir*. Avant d'être réduites en *pulpe*, les racines seront divisées par la râpe ; c'est ainsi qu'on obtiendra la pulpe de carotte. Enfin les matières sèches devront être ramollies par l'action de l'eau et de la chaleur ; l'on préparéra la pulpe de pruneaux en les faisant bouillir, en ôtant les noyaux, et en passant ensuite au tamis.

TISANES.

Une tisane est un liquide peu chargé de principes médicamenteux, et qui sert de boisson ordinaire aux malades. Les tisanes doivent être le moins désagréables possible ; on les édulcore avec du miel, du sucre, un sirop, ou la réglisse chez les pauvres. *L'infusion* et la *décoction* sont les procédés qu'on met le plus communément en usage pour les obtenir. La première sera toujours employée pour les fleurs sèches et les matières odorantes, comme le sassafras, et la seconde pour les substances dures et ne contenant pas de principes volatils, comme le gayac et la salsepareille. Quelquefois aussi on se servira de la *macération ;* c'est quand les médicamens seront altérables à la chaleur.

On entend par *limonade* une boisson faite avec le suc de citron étendu d'eau et convenablement édulcoré ; mais on a donné par extension ce nom aux boissons acidules préparées avec des fruits ou des acides végétaux et minéraux. La limonade dans laquelle entrent les acides sulfurique ou nitrique s'appelle *limonade minérale*, et celle que l'on fait avec des fruits acides ou des acides végétaux, se nomme *limonade végétale*.

Le *petit lait*, qui est tempérant et laxatif, peut encore servir de boisson habituelle au malade. On l'administre seul ou uni à des principes médicamenteux. Il se prépare en chauffant une certaine quantité de lait sur lequel on verse, au moment de l'ébullition, une cuillerée à bouche de vinaigre par pinte de lait. Le liquide est agité avec la cuillère, et le caséum ne tarde pas à se condenser. On retire le vase du feu, on sépare le coagulum, et on passe le sérum à travers un filtre de papier gris placé dans un entonnoir de verre. Ce dernier liquide, traité sur le feu par un blanc d'œuf battu, puis filtré, donnera un petit lait plus pur.

APOZÈMES.

La différence qui existe entre la tisane et l'apozème réside dans le degré de concentration des deux liquides. L'apozème est très-chargé de principes médicamenteux, et il est administré en trois ou quatre fois dans la journée.

On nomme improprement *bouillon aux herbes*, la préparation communément employée pour seconder l'action d'un purgatif; c'est un apozème. On sait que l'oseille, la poirée, le cerfeuil et le pourpier, sont les végétaux qui en font la base. La tisane royale, la décoction blanche de Sydenham, le petit lait de Weisse, sont encore des apozèmes d'un fréquent usage.

ÉMULSIONS.

On appelle *émulsion* un liquide d'un aspect laiteux, préparé avec de l'eau et des semences huileuses. Les émulsions doivent être faites extemporanément; car elles sont sujettes à s'altérer. On y ajoute quelquefois des poudres, des sels, pour leur donner certaines qualités médicamenteuses; mais on se gardera d'y mettre une composition alcoolique ou un acide, car l'émulsion se coagulerait immédiatement.

Celle que l'on obtient avec les amandes douces porte le nom d'émulsion simple ou *lait d'amandes*. Pour la préparer, on *blanchit* une once d'amandes douces, c'est-à-dire, qu'après les avoir plongées pendant quelques instans dans l'eau bouillante, on enlève leur pellicule ramollie. Elles sont pilées dans un mortier de marbre avec un peu d'eau, on y ajoute une once de sucre, et quand la masse broyée avec soin a acquis une consistance pâteuse, on la délaie dans une livre d'eau. L'on passe ensuite à travers une étamine. Trois ou quatre amandes amères, ajoutées aux amandes douces, contribuent à donner à l'émulsion une saveur agréable. On l'aromatise avec une demi-once d'eau de fleurs d'oranger.

Les émulsions de pistaches, de semences froides, etc., s'obtiennent de la même manière. On peut encore préparer des émulsions dites *fausses*, avec des résines, des gommes-résines, des huiles, etc.

BOUILLONS MÉDICINAUX.

Les bouillons sont des boissons qui ont pour base des substances animales. Ils sont alimentaires ou médicinaux. On obtient les premiers en soumettant à l'ébullition la chair musculaire du bœuf, ou à l'aide de la gélatine, d'après le procédé de M. d'Arcet. Les seconds sont préparés avec les viandes peu faites de veau ou de poulet, avec la chair des tortues, des grenouilles, etc. Ils sont peu nutritifs, émolliens, et souvent on y fait bouillir ou infuser des substances médicamenteuses, telles que les dattes, les jujubes, le houblon, la chicorée sauvage, etc. On a plus particulièrement recommandé l'usage du bouillon de limaçons dans les maladies de poitrine.

SUCS DÉPURÉS.

On donne ce nom aux liquides contenus dans la partie parenchymateuse des végétaux. Ils sont magistraux ou officinaux. Ces derniers doivent être conservés dans des bouteilles, suivant la méthode de M. Appert.

On les prépare de différentes manières.

Certains végétaux dans lesquels le suc abonde, tels que le cresson, l'oseille, le cochléaria, seront mondés, broyés dans un mortier, puis soumis à la presse. Le mortier sera de bois pour l'oseille et les plantes qui contiennent un acide capable d'agir sur le marbre. Si le végétal est peu succulent, on le pilera avec un peu d'eau. Quand les sucs sont renfermés dans un parenchyme épais, on doit se servir d'abord de la râpe; c'est ainsi qu'on procédera à l'égard des racines de carotte et de rave, et des fruits du pommier et du coignassier. Certains sucs, tels que ceux de groseilles et de nerprun, devront fermenter avant d'être exprimés. D'autres enfin, ceux de citron et d'orange, ne seront soumis à la fermentation qu'après leur expression; dans tous les cas, les sucs devront être clarifiés.

Quelquefois on réunit plusieurs parties de végétaux, jouissant des mêmes propriétés, et on en extrait le suc. C'est ce qu'on désigne sous le nom de *jus d'herbes*. Pour préparer un suc anti-scorbutique, vous pilerez dans un mortier de marbre parties égales de feuilles de cresson, de trèfle d'eau, et de cochléaria, vous soumettrez à la presse et vous passerez ensuite le suc à travers un filtre de papier gris placé dans un entonnoir de verre.

POTIONS, JULEPS, MIXTURES, LOOCHS, MÉDECINES.

Les auteurs ne sont pas d'accord sur la manière de définir ces différentes préparations. Dans ces derniers temps, M. le docteur Foy, professeur de pharmacologie, a fixé d'une manière lucide le sens que l'on doit attacher à ces dénominations (1). Nous adopterons ses définitions.

« On doit entendre par *potion* un médicament liquide, du poids de quatre à cinq onces, ayant pour base des poudres, des teintures, des sirops, des extraits, etc., et pour véhicule, des eaux distillées. Le *julep* ne diffère de la potion que par le véhicule formé de légers infusés ou décoctés aqueux. La

---

(1) Voyez le tome II de l'excellent ouvrage de M. Foy, intitulé : *Cours de Pharmacologie*.

mixture est une potion concentrée ; elle est à cette dernière ce que l'apozème est à la tisane, et je la définis ainsi : médicament liquide, du poids de deux onces et demie à trois onces, et contenant autant de principes médicamenteux que la potion qui a un volume double. Le *looch* est un médicament du poids de cinq onces, de couleur blanche, jaune ou verte, de consistance sirupeuse, ayant pour base la gomme, le sucre, etc., et pour véhicule une émulsion. Enfin la *médecine* ou potion purgative, diffère du julep en ce qu'elle a toujours pour base des substances purgatives. » (Foy).

Les règles suivant lesquelles doivent être préparés tous ces médicamens ne nous occuperont pas ici. C'est surtout dans ces espèces de prescriptions que le médecin devra avoir égard aux affinités chimiques; il les fera varier aussi, suivant l'âge, le sexe, le tempérament et l'état du malade confié à ses soins. Les potions, loochs et juleps seront administrés en une ou deux fois dans la journée ou par cuillerées. Les mixtures, formées en général d'agens plus actifs, seront données à des doses plus petites, et même par gouttes. Quant aux médecines, on les prendra en une ou deux fois, le matin à jeun, et on en secondera l'effet au moyen du bouillon de veau, du bouillon aux herbes, etc.

EAUX DISTILLÉES.

On désigne sous ce nom l'eau chargée par la distillation des principes volatils des plantes. Ces eaux sont plus ou moins odorantes; les unes doivent leur odeur à de l'huile essentielle (eau de roses, eau de fleurs d'oranger), d'autres ne contiennent pas d'huile volatile, mais un *arôme* dont la nature chimique est ignorée. On obtient les eaux distillées à l'aide de l'alambic. Lorsqu'on agit sur des végétaux peu odorans, comme la laitue, on doit les employer quand ils sont frais, et *cohober* plusieurs fois sur des plantes nouvelles l'eau qui a déjà distillé.

SIROPS.

Médicamens liquides, auxquels le sucre qu'ils tiennent en dissolution donne une consistance visqueuse. Ils ont pour véhicule l'eau (sirop de sucre), un *infusum* (sirop de capillaire), un *decoctum* (sirop de salsepareille), un *solutum* (sirop d'éther), un *maceratum* (sirop de guimauve), un *digestum* (sirop diacode), le vin (sirop de quinquina au vin), le vinaigre (sirop de vinaigre), un suc exprimé (sirop de mûres), une émulsion (sirop d'orgeat), une eau distillée (sirop d'hysope).

On distingue les sirops en simples et en composés; on emploie généralement dans leur préparation deux parties de sucre pour une de liquide. On les obtient par solution au bain-marie, ou par coction et clarification. On mesure la densité des sirops simples avec l'aréomètre de Baumé qui marque 30° dans le sirop bouillant, et 35° dans le sirop froid.

Les sirops sont d'un fréquent usage en médecine. On s'en sert pour édulcorer des tisanes, des potions, et pour convertir en bols ou pilules des poudres médicamenteuses.

TEINTURES, ALCOOLATS.

La teinture est constituée par l'alcool ou

l'éther, chargés de principes médicamenteux. On fait entrer les teintures dans les potions, les juleps, les mixtures, etc. Les teintures alcooliques se préparent en faisant digérer ou macérer dans de l'alcool, d'une concentration variable, des matières sèches, pulvérisées ou concassées. La température la plus convenable est celle de 28° à 30° R. L'alcool agira de deux manières sur les corps qui seront mis en contact avec lui; les huiles, le camphre et les résines se dissoudront dans sa partie spiritueuse, et sa partie aqueuse s'emparera des matières solubles dans l'eau, telles que la gomme et les sels. Les teintures éthérées sont moins nombreuses; elles se préparent toujours par macération à cause de la volatilité de l'éther.

Les teintures sont simples ou composées; les dernières portent encore le nom d'*élixirs* (teinture d'aloès composée, ou élixir de longue vie.)

Les teintures et les alcoolats diffèrent en ce que ces derniers sont toujours obtenus par distillation. On les distingue aussi en simples (alcoolat de cochléaria), et en composés (alcoolat de thérébentine composé, ou baume de Fioraventi.) L'alcoolat est principalement chargé d'huile essentielle. Quand elle est en grande abondance, comme dans l'eau de cologne, l'alcoolat blanchit par son mélange avec l'eau.

VINS ET VINAIGRES MÉDICINAUX, BIÈRES MÉDICINALES.

On appelle ainsi le vin, le vinaigre et la bière chargés de principes médicamenteux.

Les vins rouges ou blancs, sucrés ou non sucrés sont employés pour la fabrication des vins médicinaux qui s'obtiennent toujours par macération. On se servira de vin rouge de Bourgogne pour faire le vin de quinquina, de vin blanc pour la préparation du vin antiscorbutique, et de vin de Malaga pour celle du laudanum liquide de Sydenham.

On prépare les vins médicinaux d'après la méthode de Parmentier, en mêlant des vins naturels avec des teintures alcooliques. Ces produits pharmaceutiques sont beaucoup moins altérables que les vins obtenus par macération; mais tout porte à croire, dit M. Orfila, que la teinture alcoolique vineuse et le vin médicinal ne constituent pas un médicament absolument identique.

Les vinaigres médicinaux et les bières médicinales se préparent aussi par macération. Le vinaigre scillitique, et la bière anti-scorbutique ou *sapinette*, sont d'un fréquent usage en médecine.

MELLITES. — OXIMELLITES.

Les mellites sont des sirops dont le condiment est le miel dissous soit dans l'eau simple, soit dans une infusion, une décoction ou des sucs de plantes. (Mellite de roses ou miel rosat, mellite de mercuriale ou miel mercurial.) Les mellites doivent avoir la même consistance et la même densité que les sirops.

On entend par *oximellites* ou *oximels* des médicamens liquides qui ont pour condiment le miel, et pour véhicule le vinaigre chargé ou non de principes médicamenteux. (Oximel simple, oximel scillitique.)

2° *Médicamens externes.*

CATAPLASMES.

Médicamens simples ou composés, d'une consistance de bouillie épaisse, et préparés avec des farines, des pulpes, des poudres et différens liquides. On peut y ajouter des sels, des huiles, des onguens, etc. Les cataplasmes faits avec la farine de moutarde s'appellent *sinapismes.*

CÉRATS.

Les cérats sont formés d'huile et de cire. Le cérat simple ou de Galien est celui qu'on emploie le plus communément. Il se prépare en faisant fondre à une douce chaleur six parties de cire blanche dans douze parties d'huile d'amandes douces. On verse le mélange dans un mortier et on l'agite jusqu'à ce qu'il ait acquis une consistance convenable, et que la masse soit parfaitement homogène. Souvent on ajoute au cérat simple des liquides, des extraits, des poudres, etc. Ainsi, le cérat de Galien est ordinairement aromatisé avec de l'eau distillée de roses; si on l'unit à l'extrait aqueux d'opium ou au laudanum de Rousseau ou de Sydenham, on obtient le cérat opiacé; enfin celui de Goulard est un composé d'extrait de saturne et de cérat simple.

POMMADES.

Désignées aussi sous le nom de *graisses médicamenteuses*, les pommades sont des produits pharmaceutiques d'une consistance molle, et composés d'axonge chargée de principes médicamenteux ou aromatiques. (Pommade soufrée, pommade à la rose.)

ONGUENS.

Préparations ayant pour véhicule un corps gras, tel que l'huile ou l'axonge, et pour base des résines. (Onguent styrax, onguent digestif simple.)

Les onguens diffèrent des pommades en ce qu'ils contiennent toujours des résines: ils diffèrent des emplâtres, en ce que jamais des oxides métalliques n'entrent dans leur composition.

EMPLATRES.

Médicamens solides formés d'oxides métalliques et de corps gras. L'huile d'olives, l'axonge et la litharge, combinées d'une manière convenable, donnent naissance à l'*emplâtre simple* qui est employé pour obtenir beaucoup d'autres emplâtres composés.

BAINS. — FUMIGATIONS. — DOUCHES.

On appelle généralement *bain*, un liquide dans lequel on plonge pendant un certain temps tout le corps (bain général), ou une de ses parties (bain de siége, manuluve, pédiluve). On emploie l'eau pure, des dissolutions salines, sulfureuses, gélatineuses, des eaux minérales, etc. L'immersion du corps dans le marc de raisins ou d'olives, et dans la boue des eaux minérales, doit porter encore le nom de *bain*.

Les auteurs ont divisé les bains en bains froids (de 10° à 15° + 0 R), en bains frais (de 15° à 20°), en bains tempérés (de 20° à 25°), en bains chauds (de 25° à 30°), en bains très-chauds (de 30° à 35°). Ils agissent sur l'économie d'une manière différente suivant leur température. De 10° à 20°, ils sont toniques; de 20° à 25°, ils sont calmans; au-dessus de 25°, ils sont débilitans.

Les bains sont quelquefois formés par l'eau à l'état de vapeur, ou par une matière médicinale réduite en gaz. On a encore donné le nom de *fumigations* à ces sortes de bains. (Fumigation sulfureuse.)

La *douche* est le courant continu d'une colonne d'eau à l'état liquide ou gazeux, et chargée ou non de principes médicamenteux, que l'on fait arriver d'une certaine distance et avec une certaine force, sur une partie du corps. Les douches sont ascendantes, descendantes ou latérales.

FOMENTATIONS.

Ce sont des préparations tantôt émollientes, tantôt astringentes, calmantes, etc.; quelquefois des teintures et des vins médicinaux, dont on imbibe des flanelles ou des compresses que l'on fait séjourner pendant un certain temps sur une partie du corps.

LINIMENS.

Les linimens ont une huile grasse pour excipient, et sont destinés à être employés en frictions sur la peau. Leur composition varie. Il y a de l'ammoniaque dans le liniment volatil, du camphre dans le liniment camphré, etc.

GARGARISMES. — COLLUTOIRES.

Les gargarismes sont des produits pharmaceutiques toujours liquides, qui ont ordinairement l'eau pour excipient, et qui doivent être agités dans l'arrière-bouche. On appelle *collutoires* les médicamens destinés à agir sur les gencives et les parois de la bouche. Moins liquides en général que les gargarismes, ils sont portés sur le siége même du mal à l'aide d'un pinceau de charpie. Le mélange d'acide hydrochlorique et de miel rosat est un collutoire journellement employé contre les aphthes.

COLLYRES.

Les collyres sont des substances médicamenteuses que l'on met en contact avec les yeux. Ils sont émolliens, astringens, narcotiques, etc.; on les divise enore en *secs*, *liquides* et *gazeux*.

INJECTIONS. — LAVEMENS.

Médicamens liquides que l'on introduit dans une cavité du corps au moyen de seringues. On donne plus particulièrement le nom de *lavemens* aux injections faites dans le gros intestin.

DENTIFRICES.

Substances presque toujours pulvérulentes propres à entretenir la blancheur des dents, en enlevant le tartre qui s'y dépose.

TOILES MÉDICAMENTEUSES.

Ce sont des tissus enduits d'une composition emplastique. (Sparadrap de diachylon gommé, taffetas d'Angleterre).

3° *Des Eaux minérales.*

Nous donnerons ici quelques généralités sur les eaux minérales, dont au reste nous indiquerons soigneusement les doses dans nos tableaux synoptiques. Ces eaux qui sont employées à l'intérieur et à l'extérieur doivent être bien connues du praticien, car l'expérience prouve qu'elles sont efficaces dans un grand nombre de maladies. Il doit connaître aussi le nom des localités où on en trouve les sources, et la distance qui sépare ces localités de l'endroit où il exerce.

Sous le rapport de leurs propriétés, les eaux minérales sont toniques, purgatives, etc.; sous celui de leur composition chimique, on les distingue en salines, ferrugineuses, sulfureuses, etc., et enfin sous le rapport de leur température, elles sont froides, tempérées, ou thermales.

Les eaux minérales artificielles sont celles que l'on prépare dans les officines. Elles sont composées des principes chimiques découverts dans les eaux minérales naturelles; mais avec quelque soin qu'on ait analysé ces dernières, il est impossible que l'art les imite d'une manière parfaite. Aussi les eaux minérales factices diffèrent-elles des eaux naturelles sous le rapport des propriétés médicamenteuses. Elles sont néanmoins, dans certains cas, d'une utilité incontestable.

Des poids et mesures usités dans la pharmacopée française.

POIDS.

Kilogramme. . .	kilo	— 2 liv. métriq.	—	1000 gmes.
Demi-kilog. ou liv.	℔	— 16 onces	—	500 gmes.
Once.	℥	— 8 gros	—	32 gmes.
Gros	ʒ	— 3 scrupules ou 72 gr.	—	4 gmes.
Scrupule	℈	— 24 grains	—	1,3 gme.
Grain.	gr	— »	—	0,05 gme.

MESURES DE CAPACITÉ.

Litre (décimètre cube) ou pinte. . .	2 ℔
Chopine ou demi-litre	1 ℔
Demi-setier	8 ℥
Le verre.	de 4 à 5 ℥
La cuillerée (à bouche)	1/2 ℥
La cuillerée (à café)	1 ʒ
Une goutte.	1 grain.

La poignée (ce que les cinq doigts peuvent saisir) équivaut à une ou trois onces.

La pincée (ce qui peut être saisi entre le pouce et l'indicateur) équivaut à un demi-gros ou un gros.

CHAPITRE III.

De la formule et de son mécanisme.

La formule est une prescription dans laquelle le médecin indique les substances qu'il veut administrer, leurs doses, la forme pharmaceutique du médicament et son mode d'emploi.

Les formules sont *simples* ou *composées*, suivant qu'un seul ou plusieurs agens médicinaux sont prescrits.

Les auteurs ont assigné aux différentes parties d'une formule composée, les noms de *base*, *d'auxiliaire* ou *adjuvant*, *de correctif* et *d'excipient*.

La *base* est la matière pharmaceutique dont l'action domine. L'*auxiliaire* ou *adjuvant* rend la base plus active ou jouit de propriétés analogues. Le *correctif* tempère l'activité trop énergique de la base et de l'adjuvant, ou en masque la saveur désagréable : on emploie ordinairement à cet effet un corps mucilagineux, farineux, sucré, etc. L'*excipient* enfin est la substance qui sert à donner au médicament la forme sous laquelle il doit se présenter.

Quand la base et l'excipient sont de nature telle qu'ils ne peuvent s'allier ensemble, on les unit à l'aide d'un corps qui porte le nom d'*intermède*. Pour faire un lavement composé d'une once de baume de copahu et d'une demi-livre d'eau, vous dissoudrez préalablement le copahu dans un jaune d'œuf qui servira d'intermède, puis il vous sera facile d'associer l'eau à ce mélange.

Pour rendre ces données plus claires, nous allons citer un exemple où seront réunies les quatre parties d'une formule composée. Soit la formule suivante :

Opium.	six grains.
Camphre	vingt grains.
Sucre.	trois gros.
Mucilage	quantité suffisante.

Pour cinquante pilules anti-spasmodiques.

Ici l'opium est l'agent principal de la médication, il est donc la base; le camphre forme l'adjuvant; le sucre est le correctif;

le mucilage enfin est destiné à donner à la masse une consistance pilulaire, c'est l'excipient.

Hâtons-nous de dire qu'il est rare de trouver dans une formule composée les quatre parties dont nous avons parlé ; l'adjuvant et le correctif pourront manquer, et même il arrivera quelquefois que le correctif ou l'adjuvant serviront d'excipient. Nous allons éclaircir ces préceptes par des exemples.

Il n'y a point d'*adjuvant* dans la potion suivante de M. Magendie :

Strychnine . . . . . . un grain (base).
Sucre blanc. . . . . deux gros (correctif).
Eau distillée . . . . . deux onces (excipient).

C'est le *correctif* qui manquera dans la formule qui suit :

Sulfate de soude . . . une once (base).
Sirop de nerprun. . une 1/2 once (adjuvant).
Eau. . . . . cinq onces (excipient).

Dans celle-ci, le correctif servira d'excipient :

Baume de copahu (base) } de chaque
Magnésie (correctif) } 3 grains.
Pour une pilule.

Enfin, dans la pilule dont nous allons donner la formule, l'adjuvant servira aussi d'excipient :

Gentiane	5 grains (base).
Sirop de quinquina,	q. s. (adjuvant).

Les règles en usage pour la rédaction d'une formule doivent être maintenant exposées.

La prescription sera rédigée d'une manière claire et précise. Elle commencera par le signe ♃ ou par la lettre R, qui signifieront *recipe*, ou bien par P, qui voudra dire *prenez*. Puis on écrira les unes au-dessous des autres les substances qui devront faire partie du médicament, et l'on commencera par la base pour finir par l'excipient. Les quantités seront exprimées par les signes que nous avons indiqués au tableau des poids et mesures, et l'on fera suivre ces signes des chiffres romains connus. Ainsi, pour désigner *une once*, on écrira ℥ j. *Deux gros* se traduiront par ʒ ij; *vingt grains* par gr. xx. Une moitié s'exprime par ß. Exemple : ℥ ß (une demi-once); ℥ j ß (une once et demie). Quand on veut indiquer que plusieurs substances doivent être employées en quantités égales, on les réunit par une accolade, après laquelle on met ā̄a ou *ana*, c'est-à-dire *de chaque*. Ainsi :

Manne } ā̄a ℥ ij.
Rhubarbe }

Signifiera :

Manne } de chaque, deux onces.
Rhubarbe }

Lorsqu'on abandonne au pharmacien le soin de proportionner la quantité d'excipient à la consistance que doit avoir le médicament, on met, après le nom de cet excipient, les lettres Q. S., c'est-à-dire, *quantité suffisante* ou *quantùm sufficit.* La lettre M, placée au bas d'une formule, veut dire *misce* ou *mêlez.*

Quand les substances, accompagnées de leurs doses, auront été écrites de la manière que nous avons indiquée, il est d'usage que l'on termine par les lettres F. S. A. (*fac secundùm artem*) ou F. S. L. A. (faites selon l'art), en ajoutant la forme pharmaceutique

que doit avoir le médicament. Puis, le médecin dira comment doit être administré le remède, la quantité qui devra être prise à la fois, et l'intervalle que le malade doit mettre entre chaque dose. Il fera précéder cet avis de la lettre T qui signifie *transcrivez*, parce que le pharmacien doit transcrire ces conseils sur l'étiquette du médicament. La formule sera ensuite datée et signée.

EXEMPLE :

♃	Baume de copahu Eau distillée de menthe Sirop de capillaire	ãã ℥ ij.
	Gomme	q. s.
	Eau de fleurs d'oranger	℥ j.
	Acide nitrique alcoolisé	ʒ ij.

F. S. A. Une potion.

T. On en prendra trois cuillerées par jour, une le matin, une à midi et une le soir.

Paris, le, etc.

Signature du médecin.

On se gardera de mettre sur la formule le nom du malade, quand les agens prescrits suffiront pour décéler une affection qu'il aurait intérêt à cacher.

Quelques abréviations sont encore mises en usage pour désigner la quantité des matières sèches, telles que feuilles, fleurs, etc.

M. signifie *manipulus* ou une poignée.

Pug. signifie *pugillus* ou une pincée.

N° signifie *le nombre*. Deux œufs se traduiront par *œufs n°* 2.

Pour l'indication des quantités de matières liquides, on écrira :

Cochl. qui signifie *cochlearium* ou une cuillerée.

Gutt. qui signifie *gutta* ou une goutte.

Tel est le mécanisme d'une prescription magistrale.

CHAPITRE IV.

Considérations générales sur l'art de formuler.

L'art de formuler est cette branche de la thérapeutique, qui enseigne le mode d'association des médicamens, leurs doses, et les parties du corps avec lesquelles ils doivent être mis en contact. Dans tous les temps, des praticiens même distingués, sont restés étrangers à cette science : on regardait autrefois la posologie comme du domaine de la pharmacie. Il semble qu'il n'en devrait plus être ainsi de nos jours, quand les jeunes gens qui se livrent à la médecine apportent dans le monde tant de connaissances variées. Cependant l'art de formuler a toujours été négligé, surtout depuis l'époque où la doctrine physiologique a commencé à régner dans les écoles. Sans être polypharmaque, il est nécessaire que le médecin soit capable d'administrer les agens thérapeutiques sous toutes les formes possibles; autrement, il reste sans cesse exposé à rougir en présence de ses confrères, lorsque dans une consultation il est chargé de tenir la plume. Puis combien l'amour-propre ne doit-il pas souffrir, quand on reçoit des leçons du pharmacien, à qui on devrait commander en maître !

Ces réflexions ne s'offrent ordinairement à l'esprit des jeunes gens, que lorsqu'ils ont déjà fait quelques pas dans la carrière; c'est dans leur intérêt, et pour leur éviter des regrets superflus, que nous venons joindre notre voix à celle des professeurs, qui les invitent chaque jour à moins négliger cette partie de la science.

L'art de formuler mérite une étude sérieuse et approfondie. Les préceptes dont il se compose ne doivent pas être lus superficiellement, mais médités pendant long-temps, afin que le praticien les ait toujours présens à la mémoire. Nous allons exposer ces préceptes.

I. Et d'abord, comme le dit le judicieux Gaubius (1) : *Medicus, vir prudens, præscribat nihil, nisi cujus sufficientem queat reddere rationem, cùm requiritur : hinc nunquàm tumultuario, sed semper ex indicatione prius ritè deducta, agat.*

II. L'état de fortune de la personne malade devra être à peu près connu de celui qui est appelé à lui donner ses soins. La médecine du pauvre ne se fait pas comme celle du

---

(1) Libellus de Methodo Concinnandi formulas medicamentorum. — Edition de 1752, page 5.

riche. Les mêmes indications sont à remplir, il est vrai, mais souvent elles permettent d'apporter dans la prescription qui doit être faite, une économie qu'on serait blâmable de négliger.

III. Les antipathies des malades pour certains remèdes méritent une attention particulière. Si les médicamens peuvent être changés sans inconvénient, il faut le faire, et céder soit au caprice, soit à une répugnance naturelle. Dans toute autre circonstance, il devient indispensable de tromper le malade. On y parvient ordinairement en changeant le nom du médicament, sa forme pharmaceutique, et en masquant l'odeur et la saveur qui pourraient le faire reconnaître.

IV. Avant de formuler, il faut rechercher, autant que possible, l'idiosyncrasie qui ferait proscrire ou adopter de préférence telle ou telle médication. On peut acquérir quelques données sur ce point, en s'informant des maladies antérieures, des substances qui ont été employées, et de la manière dont elles ont agi. Chez une personne, des contractions spasmodiques céderont à une potion éthérée ; chez une autre, les symptômes iront en augmentant d'intensité, si la même prescription est faite. Le tartre stibié est sans effet sur certains individus ; chez d'autres, un grain de tartre stibié provoque des vomissemens abondans.

V. Les malades désirent quelquefois ardemment certaines substances médicinales, soit qu'ils les aient vu employer avec succès, ou que leur esprit soit prévenu en leur faveur. Quand elles peuvent devenir nuisibles, si le médecin ne les refuse pas, il en diffère l'emploi, jusqu'à ce qu'il puisse les administrer sans danger, ou que le malade ait changé d'avis. Pendant le temps qui s'écoule on donne les médicamens que l'on juge convenables. De cette manière on interdit une chose nuisible à celui que l'on traite, et on conserve sa confiance. Au reste, les circonstances de ce genre varient à l'infini, et le plus souvent, le médecin n'a pour guide que son jugement.

VI. Les habitudes des personnes atteintes de maladie doivent être prises en considération. Autant que possible, il faut les respecter, afin que l'économie dans l'état pathologique soit encore impressionnée comme dans l'état de santé. C'est en suivant ce précepte, qu'à l'hôpital des vénériens, on a vu parfaitement guérir d'une syphilis ancienne, un homme à qui on accordait plusieurs bouteilles de vin par jour. Sous un autre point de vue, les habitudes méritent notre attention. Souvent elles contr'indiquent l'emploi de certaines substances, ou du moins exigent qu'on en modifie les doses. Il serait ridicule d'ordonner à un Turc un grain d'extrait gommeux d'opium, quand l'un de nous, qui a voyagé pendant longtemps en Orient, a vu un grand nombre d'habitans de ces contrées mâcher des préparations opiacées, une partie du jour, sans en être incommodés.

VII. Les tempéramens modifiant la marche et le caractère des maladies nécessitent quelques changemens dans la thérapeutique. La prédominance de l'appareil circulatoire fera le plus souvent prescrire des évacuations sanguines, quand le tempérament lymphatique réclamera des toniques et des excitans.

VIII. Les doses des médicamens seront en général plus faibles pour la femme que pour l'homme. En outre, la médication qui convient à un adulte, n'est pas la même que celle qui convient à l'enfant et au vieillard. Cette observation est de la plus haute importance ; et dans ces derniers temps, M. le docteur Cottereau, agrégé à la faculté de Médecine de Paris, a fait sur cet objet un travail spécial, que nous engageons le lecteur à consulter. Gaubius a aussi dressé un tableau de médication suivant les âges, en prenant pour unité les doses qu'on prescrit à l'adulte. Comme il sert de guide aux praticiens, nous le rappellerons ici.

Pour un adulte.	1
Pour un enfant au-dessous d'un an,	1/15 à 1/12
A deux ans	1/8
A trois ans.	1/6
A quatre ans	1/4
A sept ans	1/3
A quatorze ans	1/2
A vingt ans.	2/3
De vingt à soixante ans.	1

Au dessus de cet âge, on suivra la gradation inverse.

IX. Les conditions dans lesquelles vivent certains malades exigeront souvent qu'on ait recours à une médication plutôt qu'à toute autre. L'atmosphère environnante agira tantôt de concert avec la thérapeutique, tantôt au contraire en détruira les effets, et même aggravera la maladie. Les scrofules et les fleurs-blanches nous offrent un exemple bien remarquable de cette vérité, suivant que les personnes qui en sont atteintes habitent la campagne ou une grande ville. Une température chaude, un air pur et renouvelé, favoriseront le traitement de la syphilis par les frictions, tandis que des circonstances opposées pourraient faire naître de graves accidens. Les boissons sudorifiques seront sans effet si elles ne sont secondées par une température convenable. Les professions font aussi varier la forme des médicamens; c'est pour le voyageur que le célèbre professeur Chaussier composa la tisane sèche.

X. Dans le traitement palliatif auquel le médecin soumettra les personnes atteintes d'affections incurables, il aura égard aux préceptes suivans : retarder autant que possible l'issue de la maladie, à l'aide de médicamens qui ne fatiguent pas trop les organes, et qu'on administre à petites doses; n'en renouveller l'emploi qu'autant qu'il y a urgence. Comme ces maladies sont souvent de très-longue durée, une semblable conduite procurera deux avantages précieux: d'abord, le médicament ne produira pas de nouvelles lésions; ensuite on n'aura pas habitué l'économie à l'action des agens médicinaux.

XI. Ce n'est que dans les cas désespérés qu'il est permis d'employer des substances très-actives et dont les effets sont incertains. Le précepte d'Hyppocrate *in extremis extrema remedia* autorise une telle médication. Toutefois le médecin avertira les personnes qui entourent le malade des résultats auxquels on doit s'attendre.

XII. Les agens médicamenteux ne seront point portés inconsidérément dans le tube digestif. Avant leur administration, le médecin aura dû se rendre compte de l'état pathologique ou physiologique dans lequel se trouve le canal alimentaire; il lui sera encore indispensable de connaître la nature et l'étendue des lésions qu'il peut y rencontrer, de même que les changemens que susciteront dans les fonctions de cet organe, les produits qu'il veut mettre en usage. Autant seront inoffensives certaines substances médicinales, quand l'estomac est sain, autant leur emploi peut devenir funeste lorsqu'il est souffrant. Indépendamment de la maladie locale exaspérée, une réaction sur le système nerveux aggravera quelquefois l'affection qu'on avait à combattre. On conçoit d'ailleurs facilement, que n'étant pas modifiés d'une manière convenable, les médicamens n'auront que des effets peu marqués et douteux. C'est alors qu'il faut associer aux mucilagineux les substances actives que l'on veut administrer; et quand ce moyen échoue, on a recours à d'autres méthodes thérapeutiques. Ainsi, lorsque le sublimé ne peut pas être supporté par l'estomac, on emploie les frictions mercurielles ou toute autre médication.

XIII. Souvent on est appelé auprès de personnes dont les maladies sont au-dessus des ressources de la médecine; quelquefois aussi une première visite ne suffit pas pour nous faire saisir le genre d'affection que nous avons à combattre. Dans ces deux circonstances, il est également utile de prescrire quelque médicament, autant par humanité, que pour cacher l'impuissance de notre art. Les substances que l'on emploiera seront choisies parmi celles qui ont peu d'énergie. On devra toutefois attacher beaucoup d'importance à leur administration. Ces précautions sont surtout nécessaires à l'égard des femmes et des jeunes filles.

XIV. L'indication à remplir étant saisie, il est bon que l'on apporte quelque soin dans le choix du médicament. Le médecin n'étant pas imbu du préjugé qui accorde aux substances d'autant plus de vertu qu'elles viennent de plus loin, et qu'elles coûtent plus cher, se déterminera pour celles qui lui paraîtront le mieux convenir. Les matières indigènes, toutes choses égales d'ailleurs, mériteront le plus souvent la préférence, à cause de leur prix en général peu élevé, puis la fraude n'étant pas assez lucrative pour qu'on en opère la sophistication, le médecin est plus sûr des effets qu'il attend de leur administration. Les agens médicinaux exotiques ont encore l'inconvénient d'être souvent avariés, quelque fois préparés depuis trop long-temps. On fera bien aussi de ne pas prescrire un médicament d'une conservation ou d'une préparation difficiles. Autrement on s'exposerait à l'avoir de mauvaise qualité.

L'action de l'agent thérapeutique choisi, doit être parfaitement connue. Armé d'une sage défiance, le praticien attendra que le temps ait sanctionné les succès trop souvent mensongers de quelques substances. Combien n'en a-t-on pas vu être rangées dans la matière médicale au nombre des plus utiles qui, quelques années après, étaient tombées dans un oubli complet. On peut tenter leur emploi quand il ne présente aucun danger. Mais pour ces préparations très-actives, telles que l'acide prussique, ce n'est qu'avec la plus grande réserve qu'on les prescrira. Assez d'exemples malheureux doivent nous servir de leçons.

XV. Lorsque l'état du malade réclame de

prompts secours, donnez des medicamens tout prêts, ou d'une préparation facile, de peur que le moment d'administrer ceux qui conviennent le mieux ne s'écoule avant que le pharmacien n'ait eu le temps de les obtenir.

XVI. On est quelque fois obligé de déguiser aux yeux du vulgaire le nom des substances qu'on veut ordonner; autrement, on s'exposerait à voir les malades montrer du dégoût pour ces agens thérapeutiques, ou les regarder, sinon comme nuisibles, du moins comme inefficaces.

XVII. Ce serait une faute de formuler un médicament officinal; ce serait une faute plus grave encore d'omettre des produits qui entrent dans sa composition, ou d'en indiquer qui ne doivent pas en faire partie. On peut cependant prescrire une préparation officinale avec addition de quelque substance. Très-souvent on ordonne un demi-gros de thériaque, auquel on fait ajouter un demi-grain d'extrait gommeux d'opium. L'expérience fait connaître ces particularités.

XVIII. Si un remède simple ou composé vous a été donné par un praticien digne de foi, comme très-utile dans certaines affections, abstenez vous de le prescrire, quand il vous paraîtra dangereux. Mais si vous l'administrez, ayez soin de ne rien changer, ni dans la manière de le préparer, ni dans celle de le faire prendre au malade. Le succès peut dépendre de ces précautions.

XIX. On doit connaître à quelle époque de l'année on peut avoir des plantes fraîches, afin de ne pas être exposé à prescrire des jus d'herbes, quand on ne pourrait s'en procurer, ou bien pour ne pas négliger ces médicamens lorsqu'on peut les avoir à sa disposition.

XX. Il est important de ne pas ignorer que certaines plantes ont plus d'activité quand elles sont sèches, et que d'autres sont presque inertes à cet état, les doses devant varier suivant ces différens cas. Les labiées convenablement séchées ont en général plus d'énergie que quand elles sont fraîches, tandis que les crucifères, à l'état sec, ne conservent presque plus de propriétés médicamenteuses.

XXI. On sait que le poids des pilules ne

doit pas dépasser cinq ou six grains, et celui des bols douze ou quinze grains. Lorsqu'on prescrira ces formes, il sera utile d'avoir égard à la quantité de sirop ou de mucilage nécessaire pour donner au médicament la consistance voulue. C'est faute de faire ces réflexions avant de formuler, que quelques médecins ont fait préparer des pilules grosses comme des bols, et des bols que les malades ne pouvaient avaler.

XXII. Parmi les médicamens, quelques-uns ont une saveur excessivement désagréable; l'assa fœtida est de ce nombre. Comme beaucoup d'autres substances, il est impossible de l'administrer sans la mêler à des préparations qui masquent ou détruisent son odeur repoussante. Il est nécessaire surtout de prendre ces précautions à l'égard des femmes et des enfans.

XXIII. Un grand nombre de matières médicinales sont solubles dans l'eau; d'autres ne peuvent se dissoudre que dans l'alcool, l'éther, les huiles, etc. Il est important que le médecin connaisse ces particularités.

XXIV. Quand on mêle plusieurs substances simples pour former un médicament composé, il faut qu'on fasse attention aux affinités chimiques, car en associant des corps incompatibles, on serait exposé à provoquer des décompositions d'où pourraient résulter des agens nuisibles à la santé du malade. Il est convenable que nous rappellions les règles principales que la chimie nous fournit à cet égard.

1° Les sels sont susceptibles d'être décomcomposés par certains acides, et alors, tantôt l'acide s'unit à l'oxide, et un nouveau sel se forme, tandis que l'acide du sel décomposé se précipite, reste en dissolution ou se dégage, suivant qu'il est solide, liquide ou gazeux; tantôt l'acide décomposant ne s'empare que d'une partie de l'oxide, et deux sels sont alors obtenus; tantôt enfin et l'acide décomposant et l'oxide du sel se décomposent, ce qui a souvent lieu quand on verse certains hydracides dans quelques dissolutions salines. L'acide sulfurique a la propriété de décomposer, en totalité ou en partie, tous les sels, si ce n'est les sulfates.

Quelquefois dans une prescription médicamenteuse, on a en vue de provoquer une décomposition : c'est ce qui a lieu quand on ordonne la potion anti-émétique de Rivière.

2° Quelques bases peuvent aussi décomposer certains sels, et alors, tantôt la base décomposante s'unit tout entière à l'acide pour donner naissance à un sel nouveau, tandis que la base du sel décomposé se précipite, reste dissoute ou se volatilise, suivant qu'elle est solide, liquide ou gazeuze ; tantôt la base ne s'empare que d'une portion de l'acide, et il se forme un sel double.

3° Toutes les fois que vous mélangerez deux sels dissous, et que leurs élémens peuvent former un sel soluble et un sel insoluble, ou bien deux sels insolubles, la décomposition sera constante, quand un sel double ne pourra pas résulter du mélange. La même chose arrivera s'il peut se former un sel soluble et un corps insoluble non salin.

4° Quand les deux sels solubles qui ont été mêlés ne pourront pas donner naissance à un sel soluble et à un sel insoluble, la dissolution ne sera point troublée; quelquefois même il n'y aura point de décomposition.

(Sulfate de potasse, hydrochlorate de magnésie.)

5° Il y aura toujours décomposition quand un sel soluble et un sel insoluble contiendront des principes capables de former deux sels insolubles. La décomposition sera encore forcée lorsqu'on chauffera l'un avec l'autre deux sels à l'état solide, dont les élémens peuvent faire naître un sel fixe et un sel volatil. (Hydrochlorate d'ammoniaque, sous carbonate de chaux.)

6° Enfin certaines matières végétales ne devront pas être mises en contact avec des substances minérales. L'iode bleuit l'amidon ; la potasse verdit le sirop de violettes ; le tannin précipite les sels de fer. La table suivante, que nous empruntons au formumulaire de Montmahou sera consultée avec fruit à cet égard.

Table des principales substances incompatibles.

Absinthes	Les sulfates de fer et de zinc.
Acétate d'ammoniaque liquide .	Les sels de mercure, les acides, les alcalis fixes.

Acétate de plomb.	L'acide sulfurique, les hydrochlorates, les sulfates, les alcalis, le savon, la gomme, le tannin.
Acétate de potasse. (terre foliée de tartre.)	Les acides minéraux et végétaux.
Acide benzoïque.	Acide hydrochlorique.
— nitrique. . . .	Les carbonates, les bases salifiables.
— borique. . . .	Acide sulfurique.
— prussique . . .	Les sulfures, les sels de fer, les acides minéraux.
— sulfurique. . .	Les nitrates, les hydrochlorates, les hydrosulfates.
— tartarique. . .	Alcalis, potasse, chaux.
Alumine.	Alcalis, sels alcalins, carbonate d'ammoniaque.
Alun.	Alcalis, eau de chaux, carbonate et hydrochlorate d'ammoniaque, sels de mercure.
Ammoniaque. . . .	Carbonates alcalins.
Antimoine (oxide d').	Eau, hydrosulfure de potasse.
Argent (oxide d')	Hydrochlorate de soude.
Arnica.	Sulfates de fer, de zinc, les acides minéraux.
Arsenic (oxide d')	Nitrate de plomb
Baryte	Acide sulfurique, sulfates.

Cachou.	Les alcalis, les sels métalliques, la gélatine.
Carbonate d'ammoniaque. . . .	Acides, alcalis fixes, et leurs sous-carbonates.
— de potasse. . .	Acides et sels acidules, eau de chaux, sels de mercure.
Chaux.	Acide oxalique, oxalates.
Coloquinte.	Alcalis fixes, sulfate de fer.
Digitale pourprée.	Infusion de quinquina jaune, sulfate de fer.
Emétine.	Opium, infusion de noix de Galle.
Gomme kino. . . .	La gélatine, le sulfate de fer.
Gomme arabique.	Acide sulfurique, éther.
Houblon.	Les sels de fer.
Ipécacuanha. . . .	Opium, astringens, acides végétaux.
Magnésie.	Acides, sels acidules, alcalis et sels neutres.
Mercure (oxide de)	Hydrochlorate de soude.
Mercure doux (calomélas).	Les alcalis, l'eau de chaux, le fer, le plomb, le cuivre, les sulfures de potasse et d'antimoine.
Muriate d'ammoniaque.	Les sels de plomb, d'argent.
— de baryte. . . .	Sulfates, carbonates alcalins.
— de chaux. . . .	Sulfates (excepté celui de chaux) carbonates alcalins, carbonate de magnésie

Musc.	Le deuto-chlorure de mercure, le sulfate de fer, l'infusion de quinquina jaune.
Nitrate d'argent fondu	Alcalis fixes, quelques acides, savons, arsenic, hydrochlorates.
— de chaux. . .	Carbonates alcalins, carbonate de magnésie et d'alumine, sulfates (excepté celui de chaux)
— de potasse (nitre.).	Sulfate de fer, de cuivre, de magnésie, de soude, l'alun
Opium.	Alcalis, sublimé corrosif, infusion de noix de Galle, de quinquina jaune.
Pissenlit.	Chlorure de mercure, sulfate de fer.
Plomb. (oxide de)	Presque tous les sulfates.
Potasse.	Tous les acides.
Quinquinas. . . .	Les sels de fer, le sulfate de zinc, le sublimé corrosif, l'émétique.
Ratanhia.	Les sels de fer, la gélatine, les acides minéraux.
Roses rouges. . . .	Les sulfates de fer et de zinc.
Salsepareille. . . .	L'eau de chaux, le nitrate de mercure.
Savon amygdalin.	Les acides, tous les sels solubles (excepté ceux d'ammoniaque, de potasse, de soude), les astringens végétaux.

Scammonée. . . .	Les acides.
Séné.	Les acides, les carbonates alcalins, l'eau de chaux, l'émétique.
Sous-carbonate de potasse.	L'eau de chaux, les sulfates de magnésie, de fer, de cuivre.
— de soude (alcali minéral.).	*Idem.*
Sous-phosphate de soude (sel admirable.).	Les acides hydrochlorique, sulfurique, nitrique.
Sublimé corrosif.	Les alcalis et leurs carbonates, l'émétique, les savons, le fer, les substances végétales contenant du tannin.
Sulfate de chaux.	Alcalis, carbonate de magnésie, hydrochlorate de baryte.
— de cuivre. . . .	Alcalis et leurs carbonates, infusions et teintures végétales astringentes.
— de fer.	Les oxides métalliques, le nitre, l'hydrochlorate d'ammoniaque, les savons.
Sulfate de magnésie (sel d'epsom.)	Les oxides métalliques, les sous-carbonates de potasse et de soude.
— de potasse . . .	Sels de baryte, de plomb.
— de soude (sel de Glauber.). . .	*Idem.*
— de zinc.	Carbonates alcalins.

Tamarin.	L'émétique, l'eau de chaux, les carbonates alcalins.
Tartrate acidule de potasse (crême de tartre.). . . .	Les acides concentrés, les sels de chaux.
— de fer et de potasse.	*Idem.*
— de potasse neutre (sel végétal)	Acides végétaux et minéraux.
— de potasse et de soude (sel de seignette.).	*Idem.*
Tartre stibié. . . .	Acides concentrés, oxides métalliques, savons, substances végétales amères ou astringentes.

XXV. Pour obtenir des effets plus marqués, on peut unir dans une même prescription des substances jouissant de propriétés analogues; alors on en diminue généralement les doses. Les sels neutres purgatifs (sulfate de soude, de potasse, etc.) qui s'administrent seuls à la dose d'une demi-once à deux onces, mêlés à la manne, à la casse ou au séné, ne devront plus être prescrits qu'à la dose de quelques gros.

Quelquefois le praticien est réduit à faire la médecine des symptômes : il n'opposera pas un médicament à chacun d'eux, mais ses ordonnances devront souvent remplir plusieurs indications. Les agens qu'il mettra alors en usage seront pris parmi ceux qui ont déjà été associés avec avantage dans les mêmes circonstances.

On peut unir des médicamens dont les uns n'ont d'autre effet que de favoriser l'action des autres : le suc de citron versé dans la potion anti-émétique de Rivière, et l'acide borique qui rend la crême de tartre plus soluble, nous en offrent des exemples.

Vous associerez quelquefois avec avantage deux substances médicinales, dont l'une sera destinée à neutraliser quelque effet nuisible de l'autre. L'opium uni à certains drastiques prévient les coliques auxquelles ces derniers donnent ordinairement naissance. Il est du reste impossible d'exposer des règles générales sur ce point. Les prescriptions des médecins célèbres sont les seuls guides à suivre.

Un médicament formé par deux ou plusieurs substances peut jouir de propriétés différentes de celles dont jouit chacun de ses composans. Ainsi la poudre de Dower (opium, ipécacuanha) agit comme diaphorétique.

XXVI. Ce n'est que progressivement qu'on arrivera à prescrire certains produits pharmaceutiques à des doses élevées. Nous avons entendu M. Rostan citer l'exemple d'une femme qui mourut subitement à la Salpétrière, après avoir pris par mégarde huit grains de strychnine, destinés à une autre malade. Cette dernière pouvait supporter un médicament aussi énergique parce qu'elle était depuis quelque temps habituée à son action.

XXVII. Surcharger les formules de médicamens est souvent un acte de charlatanisme, parce qu'alors il est difficile de se rendre compte de la manière dont ils agiront.

XXVIII. Les formes pharmaceutiques sous lesquelles on doit administrer les médicamens ne sont pas à négliger. Une substance sera plus efficace quand on la donnera en poudre, une autre en extrait, une troisième en teinture. Les résines auront en général plus d'énergie sous cette dernière forme. Le musc et le castoréum s'emploieront en pilules; le nitre s'emploiera en solution, etc. On aura égard aussi à l'âge et à l'état des malades.

XXIX. Nous considérerons l'action des substances médicinales sous deux points de vue principaux. Suivant l'intention du médecin, elles auront des effets locaux, ou portées dans la circulation, elles iront impressionner l'économie toute entière. L'une et l'autre de ces médications exige des précautions que nous tâcherons d'indiquer.

Lorsque l'action d'un médicament doit être bornée aux tissus avec lesquels il a été mis en contact, on devra autant que possible, choisir une substance qui ne peut être que difficilement absorbée. La matière médicale nous en fournit un grand nombre. Mais si la spécialité de la maladie réclame l'emploi d'agens vénéneux, ce n'est qu'avec une prudence extrême qu'on y aura recours. On cite l'exemple d'une jeune fille, qui, ayant été opérée d'un cancer à la face, périt empoisonnée par l'application d'une quantité trop grande de pâte arsenicale.

Toute médication générale, à l'aide de moyens pharmaceutiques, ne peut s'opérer que par deux voies : les membranes muqueuses et le système cutané.

C'est le plus souvent dans le tube digestif qu'on dépose les médicamens. Trois parties de cet organe peuvent être choisies, au gré du praticien, et suivant l'indication : 1° l'estomac et les intestins ; 2° les gros intestins ; 3° la muqueuse buccale.

Lorsque c'est par le gros intestin que l'on veut administrer quelque substance, il est bon de se rappeler que l'absorption y est moins active que dans le reste du canal alimentaire qui, outre sa plus grande étendue, offre des différences de structure destinées à retarder la marche des corps qui le parcourent, afin de les soumettre plus long-temps à l'action des absorbans. Aussi les doses des médicamens portés dans le rectum devront être doubles et même triples de celles que l'on prescrirait pour l'estomac, si on veut obtenir les mêmes effets.

La muqueuse buccale est douée d'une grande activité d'absorption ; mais cette voie de thérapeutique est réservée presque exclusivement à quelques préparations qui s'administrent à petites doses, et en frictions sur la langue et les gencives. Tel est l'hydrochlorate d'or proposé et employé avec succès par M. Chrestien contre la syphilis.

La muqueuse pulmonaire est quelquefois mise en contact avec des gaz, des vapeurs, destinés soit à agir seulement sur elle, soit à être portés dans la circulation. La susceptibilité de l'appareil respiratoire demande quelques précautions.

Nous avons dit que l'on avait encore recours au système cutané pour transmettre aux organes les agens médicinaux. Dans quelques circonstances, cette méthode paraît avoir des avantages réels sur l'administration des substances par le tube digestif. De nos jours il existe deux manières d'employer les médicamens par cette voie : la première nommée *méthode Iatraleptique*, consiste en frictions dans lesquelles on a pour but de faire pénétrer à travers l'épiderme les molécules qui doivent être absorbées ; la seconde, dite *méthode Endermique,* se compose de deux opérations : l'enlèvement de l'épiderme, et la mise en contact des substances avec le corps muqueux. Le temps a sanctionné l'utilité de la première de ces méthodes; les auteurs ne sont pas d'accord sur le degré d'importance que l'on doit accorder à la seconde.

Les connaissances anatomiques feront aisément prévoir que les doses des médicamens appliqués sur la peau ou sur une membrane muqueuse, ne seront pas les mêmes, et qu'elles varieront encore, selon que ces médicamens seront administrés en frictions ou par la méthode endermique. Les substances seront prescrites à des doses beaucoup plus fortes en frictions qu'à l'intérieur. La méthode endermique est surtout mise en usage pour l'emploi de bases végétales tres-actives, telles que la morphine, la strychnine, etc. Les doses doivent toujours alors être très-modérées, parce qu'il peut arriver que ces subtances soient absorbées promptement, ce qui serait une cause d'accidens ; quelquefois, il est vrai, l'absorption se fait long-temps attendre. Aussi les variations des effets thérapeutiques attachés à cette méthode légitiment, en quelque sorte, les reproches d'infidélité qu'on lui fait encore aujourd'hui.

XXX. Nous avons établi les considérations auxquelles le jeune praticien doit avoir égard avant d'administrer un médicament. Il ne nous reste plus qu'à lui donner un dernier avis. Tous les auteurs conseillent de rédiger les formules dans la langue vulgaire, afin qu'il n'y ait pas de méprise de la part du pharmacien. Dans quelques circonstances cependant, il est plus convenable d'employer la langue latine ; c'est, par exemple, lorsque le nom des médicamens pourrait faire connaître la nature d'une affection que le malade aurait intérêt à cacher. Il est bon aussi que le médecin ne se serve que d'expressions justes et techniques, sans avoir égard à certaines locutions vicieuses. Il évitera de prescrire de l'*eau de fleur d'orange*, quand il faut dire *eau de fleur d'oranger*.

Il n'oubliera pas non plus de relire sa formule, surtout quand elle contient des substances énergiques, dont les doses devront toujours être écrites en toutes lettres.

CHAPITRE V.

Du mode d'emploi de nos tableaux synoptiques.

Des tableaux synoptiques ont été faits pour faciliter l'étude de presque toutes les sciences naturelles. Nous n'insisterons pas sur l'utilité que peuvent présenter ceux que nous offrons. Rien n'eut été plus aisé que d'augmenter le nombre de nos cadres, et d'y entasser une foule de substances et de préparations que doit rejetter une thérapeutique éclairée. Nous donnons ce travail comme un choix des médicamens à l'aide desquels peuvent être remplies les différentes indications. Tout en marchant avec le siècle qui a fait justice de tant de substances inutiles, nous avons mis tous nos soins à ne négliger aucune de celles dont l'administration puisse être avantageuse.

Nous avons divisé chacun de nos tableaux

en neuf colonnes : la première contient le nom des agens pharmaceutiques; dans la seconde se trouvent les poudres; dans la troisième, les tisanes; les cinq suivantes sont destinées aux sirops, vins, extraits, teintures, eaux distillées; enfin, nous avons fait entrer dans la neuvième certaines préparations particulières, ce qui a rapport à la médication externe, et des observations importantes à connaître. Quelques abréviations ont été employées par nous : on en trouvera la table à la fin de cet ouvrage.

Les formes pharmaceutiques placées à la tête de chacune de nos colonnes sont celles qui donnent naissance à toutes les autres. Ainsi, en connaissant les élémens qui entrent dans la composition d'une pilule, d'une potion, etc., il sera facile, au moyen de nos tableaux, de formuler ces divers médicamens, ce qu'au reste nous démontrerons tout à l'heure avec quelques détails. Le lecteur aura encore l'avantage de voir d'un seul coup d'œil quelles sont les formes médicamenteuses sous lesquelles peut se présenter une substance, et quelles sont celles qui manquent. Il saura par exemple immédiatement que le musc et le castoréum ne s'emploient qu'en poudre (d'où dériveront des pilules) et en teinture, tandis que la gentiane s'administre encore en tisane, sirop, vin et extrait, etc. Enfin, en regardant la ligne horizontale destinée à une substance, il connaîtra les doses de toutes ses formes pharmaceutiques, et en regardant les colonnes verticales, il sera à même de comparer les unes aux autres les doses de toutes les formes médicamenteuses d'une même classe. Nous avons cité les différens noms sous lesquels sont connues plusieurs drogues, comme sulfate de magnésie et sel d'epsom, sulfate de soude et sel de Glauber, molène et bouillon blanc, etc. Quant au nom latin des médicamens, aux familles des végétaux employés, aux principes actifs de diverses substances, etc., ils seront mieux placés dans la quatrième partie de cet ouvrage, où le lecteur trouvera encore des détails sur la composition des principales teintures, des sirops, etc.

L'expérience a constaté qu'au-dessous des

doses les plus faibles indiquées dans les tableaux, les agens médicinaux n'avaient pas une action sensible sur l'économie, et qu'au dessus des plus fortes, l'emploi de quelques-uns d'entr'eux pourrait être suivi d'accidens plus ou moins graves. Il en est même que l'on n'administrera à des doses élevées que progressivement. Nous signalerons cette particularité par les lettres *pr*. Nous remarquerons encore que nos doses sont celles qu'on doit prescrire à un adulte, dans l'espace de vingt-quatre heures. Si l'on traite un enfant ou un vieillard, on les diminuera d'après la table de Gaubius que nous avons donnée dans le chapitre précédent. Nous devons aussi observer que les doses marquées à la colonne *tisanes*, sont faites pour ℔ij de véhicule; que les apozèmes, qui dans les spéciaux du tube digestif remplacent les tisanes, doivent être d'℔ j, et qu'enfin c'est pour ℔j de véhicule que nous avons indiqué les doses des médicamens qui sont employés à l'extérieur, tels que collyres, lotions, injections, lavemens. Cette règle n'est point applicable aux bains généraux, formés de 340 livres de liquide.

Il nous reste à faire connaître maintenant la manière dont on doit se servir de nos tableaux. Prescrire, à l'aide de ces tableaux, un médicament simple, est une chose tellement facile, que nous ne croyons pas devoir en parler. Les généralités sur l'art de formuler ont appris que l'on devait regarder les prescriptions peu compliquées comme les meilleures; hâtons-nous cependant de dire que quelquefois de grands avantages sont retirés de l'association des substances. Nos tableaux mettront les jeunes gens à même d'imiter à ce sujet les praticiens distingués. On réunira des agens médicamenteux d'une même classe, ou bien ils seront pris dans des classes différentes. Nous devons préciser sur quelles bases on s'appuiera pour faire une formule composée :

1° Quand on unira plusieurs substances douées d'un mode d'action analogue, les doses ne devront pas être pour chacune d'elles les mêmes que lorsqu'on les administre seules. Voici la règle que l'on pourra suivre en général dans cette association. Si l'on prescrit deux agens de la même classe, on prendra la moitié de la plus faible dose que nous avons indiquée dans nos tableaux, ou la moitié des doses plus élevées, suivant l'effet que l'on veut produire; quand on ordonnera trois substances, on prendra le tiers des doses de chacune d'elles, etc. Cependant si l'on veut que l'action d'un des agens employés prédomine sur l'action de ceux auxquels il est associé, on prescrira à une dose proportionnellement plus forte celui dont on veut faire l'agent principal de la médication. Remarquons toutefois que cette règle ne sera pas applicable aux substances innocentes comme le chiendent, la guimauve, etc., ni aux substances très-actives, telles que la gomme gutte et la coloquinte, qui loin d'être unies à des agens énergiques, le seront au contraire à des produits qui en tempèreront l'action.

2° Il est souvent avantageux d'associer les médicamens de classes différentes. Ainsi, il a été constaté que les mercuriaux unis aux opiacés et aux sudorifiques, les purgatifs aux anthelmintiques, les diurétiques aux drastiques, etc., produisent de très-bons effets dans certaines maladies. Comme ces substances ont une action toute différente sur les appareils organiques, on pourra les prescrire aux doses assignées à chacune d'elles.

Les médicamens internes que l'on sera le plus souvent appelé à formuler dans la pratique, sont les poudres, les pilules, les bols, les tisanes, les apozèmes, les potions, les juleps, les loochs et les mixtures (1). Pour faire une prescription suivant les règles de l'art, on devra se rappeler : 1° le mécanisme d'une formule; 2° les formes pharmaceutiques des médicamens qu'on veut ordonner; 3° le tableau des substances incompatibles. Ces notions ont été données dans les chapitres précédens.

---

(1) Ces quatre dernières formes médicamenteuses sont confondues dans la plupart des auteurs sous le nom général de *potion*.

1°. POUDRES. (Voyez page 17.)

Poudre purgative.

℞ Magnésie calcinée	ʒ ß.	Médicamens d'un mode d'action analogue.
Rhubarbe en poudre	g̃ xviij.	

M. pour une dose.

Poudre purgative et anthelmintique.

℞ Semen contrà. .	g̃ xx.	Médicamens d'un mode d'action différent.
Calomel.	g̃ v.	

M. pour deux doses.

2°. PILULES. (Voyez page 18.)

Les pilules seront prescrites de la même manière ; on ajoutera seulement à la formule un sirop ou un mucilage destinés à donner à la poudre une consistance pilulaire. Pour transformer en pilules les poudres que nous avons citées , l'on formulera de la manière suivante :

Pilules purgatives.

℞ Magnésie calcinée.	ʒ ß.
Rhubarbe en poudre	g̃ xviij.
Sirop de séné	q. s.

Pour 14 pilules.

Pilules purgatives et anthelmintiques.

℞ Semen contrà . . . . gr. xx.
Calomel . . . . gr. v.
Mucilage de gomme arabique. q. s.

Pour 6 pilules.

On sera moins sujet à se tromper en ne formulant qu'une pilule, et en indiquant ensuite le nombre de celles que doit préparer le pharmacien. Exemple :

Pilule expectorante.

℞ Poudre de scille. . . . . . } āā gr. j.
de kermès. . . . .
d'ipécacuanha. . .
Sirop de guimauve . . . q. s.

Pour une pilule.

F. S. L. A. Quatre pilules semblables que le malade prendra à une demi-heure d'intervalle.

5°. BOLS. (Voyez page 19.)

Les bols seront formulés de la même manière que les pilules, dont ils ne diffèrent que par le volume.

4°. TISANES. (Voyez page 25.)

Tisane amère.

℞ Simarouba Gentiane	ãã ʒ ij.		Médicamens d'un mode d'action analogue.
Eau.	℔ ij.		
Sirop de fumeterre	℥ j		

Tisane émolliente et astringente.

℞ Riz. . . . . Cachou.	ãã ʒ iv.		Médicamens d'un mode d'action différ.
Eau.	℔ ij.		
Sirop de guimauve . . .	℥ ij.		

5°. APOZEMES. (Voyez page 27.)

Si au lieu de deux livres d'eau, vous en prescrivez une livre pour la même quantité de médicamens, vous obtiendrez un apozème au lieu d'une tisane. Remarquons ici que plusieurs préparations qui portent le nom de tisanes sont des apozèmes; telle est la tisane royale.

6°. POTIONS. (Voyez page 31.)

Potion amère.

℞ Sirop de quinquina.	℥ ß.
Eau distillée de fumeterre. . de chicorée. .	ãã ℥ ij.

Autre.

℞	Extrait de quinquina.	ʒ ß.
	Sirop de gentiane.	℥ ß.
	Eau distillée de chicorée	℥ jv.

Potion anti-spasmodique.

℞	Teinture de musc.	xxx gouttes.
	Sirop d'éther.	℥ ß.
	Eau distillée de laitue..	āā ℥ ij.
	de tilleul.	

Potion purgative et anthelmintique.

℞	Teinture de scammonée	xx gouttes.
	Sirop de roses pâles.	℥ ß.
	Eau distillée de tanaisie.	℥ iv.

7°. JULEPS. (Voyez page 31.)

Si vous remplacez les eaux distillées qui entrent dans la composition des potions par de légers infusés ou décoctés aqueux, vous ferez des juleps.

8°. LOOCHS. (Voyez page 31.)

Les loochs, avons-nous dit, sont des médicamens du poids de cinq onces, de couleur blanche, jaune ou verte, de consistance sirupeuse, ayant pour base la gomme, le sucre, etc., et pour véhicule une émulsion. (Foy.) Cette dernière peut être fournie par des amandes émulsives, ou formée par une huile suspendue, ou par le jaune d'œuf; de là plusieurs espèces de loochs que nous indique le *Codex*.

1°. *Looch blanc* ou *amygdalin*.

℞ Amandes douces. . . . . n° 12.
amères. . . . . 2.
Sucre blanc. . . . . ʒ jv.

Broyez dans un mortier de marbre, avec un pilon de bois, en ajoutant peu à peu :

Eau commune . . . . ℥ jv.

Cette émulsion étant faite, prenez :

Poudre de gomme adragante . ℈ xv.
Huile d'amandes douces. . . . . ℥ ß.
Sucre blanc . . . . ʒ ij.

Mêlez dans un mortier de marbre, en versant peu à peu l'émulsion d'abord obtenue; aromatisez avec :

Eau de fleurs d'oranger. . . . . ʒ ij.

2°. *Looch vert* ou *de pistaches*.

℞ Sirop de violettes. . . . . ℥ j.
Teinture de safran . . . . ℈ xx.
Eau commune. . . . . ℥ iv.

Mêlez, et faites une émulsion avec

pistaches. . . . . ʒ vj.

D'un autre côté, prenez :

Poudre de gomme adragante . . . . gr xv.
Huile d'amandes douces. . . . . . . ℥ ß.

Mêlez, en triturant long-temps ; puis versez l'émulsion sur le dernier mélange, en continuant de triturer jusqu'à ce que la masse soit parfaitement homogène. Ajoutez sur la fin :

Eau de fleurs d'oranger . . . . . . ʒ ij.

3°. *Looch jaune* ou *looch d'œuf.*

℞ Jaune d'œuf . . . . n° 1.
Huile d'amandes douces. . . . . . . ℥ j ß.
Sirop de guimauve. . . . . ℥ j.

Mélangez dans un mortier de marbre avec un pilon de bois ; puis ajoutez :

Eau de fleurs d'oranger. . . . . . ℥ j.
de coquelicot. . . . ℥ ij.

Looch sans amandes.

℞ Gomme adragante. . . . . gr xv.
Huile d'amandes douces. . . . . . ℥ ß.
Sucre . . . . ℥ j.
Eau commune. . . . . ℥ iij.
Eau de fleurs d'oranger.. . . . . . ʒ ij.

F. S. A.

Les loochs ne devront jamais contenir des substances acides, pas même sous forme de sirop, mais on pourra les faire servir d'excipients à d'autres matières médicamenteuses, telles que le kermès (looch rouge ou kermetisé), l'ipécacuanha, etc.

Les émulsions dites *fausses* ou *non huileuses*, c'est-à-dire celles que l'on obtient avec les résines et les gommes-résines, sont encore employées à la préparation de certains loochs. Exemple :

Looch ammonical.

♃	Gomme ammoniaque en poudre. .	g̃ xij.
	Oximel scillitique.	℥ j.
	Infusion d'hysope (ou eau commune).	℥ jv.

Mélangez exactement dans un mortier la gomme ammoniaque et l'oximel, puis ajoutez l'eau ou l'infusion.

Enfin quelques autres médicamens, présentant une analogie de consistance avec les loochs, ont été désignés par les auteurs sous cette dénomination.

9°. MIXTURES. (Voyez page 31.)

Mixture emmenagogue.

♃	Poudre de seigle ergoté.	g̃ xij.
	Sirop de Safran.	℥ j.
	Eau distillée d'armoise.	℥ ij.

Mixture anthelmintique.

℞ Teinture de coloquinte. . . . . . . viij gttes.
Sirop de fleurs de pêcher. . . . . . ℥ j.
Eau distillée de tanaisie.. . . . . ℥ ij.

Les préparations pharmaceutiques destinées à l'usage externe, que le médecin est quelquefois obligé de formuler, sont les cataplasmes, les cérats, les pommades, les bains, les lotions, les fomentations, les linimens, les gargarismes, les collyres, les injections et les lavemens. Les notions précédemment établies, nos tableaux synoptiques où un grand nombre de médicamens externes sont indiqués, enfin la troisième partie de cet ouvrage, où l'on trouvera plusieurs formules magistrales et officinales de ces médicamens, nous dispensent de donner des détails sur l'art de prescrire ces différentes préparations.

SECONDE PARTIE.

TABLEAUX DES DOSES

AUXQUELLES SONT ADMINISTRÉES,

DANS LES 24 HEURES,

LES SUBSTANCES PHARMACEUTIQUES.

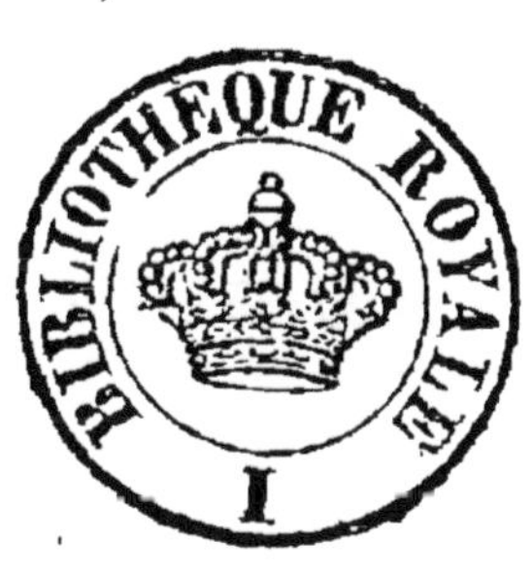

SUBSTANCES.	POUDRES.	TISANES.	SIROPS.	VINS.
Gomme arabique.	ʒ ß à ij. (dans une potion ou julep).	S. ℥ ß à ij. pour eau ℔ ij.	℥ j à iij.	....
Gomme adragant.	℈ v à xv. pʳ looch.)	S. ʒ j à ij.	....	....
Amidon.	Elle sert à envelopper les bols et pilules.	....	....	....
Fécule de pomme de terre. Tapioka. Arrow-root. Salep. Sagou. Gruau.	....	D. ʒ j à ʒ iv.	....	....
Riz.	....	D. ʒ iij à ℥ j.	....	....
Orge mondé. — perlé.	....	D. ℥ ß à ij.	....	....
Chiendent.	....	D. ℥ ß à j.	....	....

TRAITS.	TEINTURES.	EAUX DIST.	PRÉPARATIONS DIVERSES ET OBSERVATIONS.
....	....	....	Pâte, q. s.
....	....	....	....
....	....	....	Lavement. ℥ j à ij, pour eau ℔ j. Faites dissoudre l'amidon dans l'eau bouillante.
....	....	....	On en fait des tisanes analeptiques. Celle de gruau est ordinairement coupée avec du lait.
....	....	....	....
....	....	....	Lorsqu'on emploie l'orge entière on doit jeter la première eau.
℥ ß à ij.	....	....	On doit jeter aussi la première eau.

SUBSTANCES.	POUDRES.	TISANES.	SIROPS.	VINS.
Guimauve.	Même usage que l'amidon.	Racine. D. ℥ ß à j. Feuill. D. ʒ ß à ij. Fleurs I. ʒ ß à ij.	℥ j à iij.	....
Mauve (fleurs).	....	I. ʒ ß à ij.	....	....
Bourrache (fleurs).	....	I. ʒ ß à ij.	℥ j à ij.	....
Grande consoude (rac.)	....	D. ℥ ß à j.	℥ j à ij.	....
Molène, bouillon blanc. (fl.)	....	I. ʒ j à ij.	....	....
Mélilot.	....	....	....	....
Violette (fl.)	....	I. ʒ j à ij	℥ j à ij.	....
Réglisse (rac.	Même usage que l'amidon.	I. ʒ ij à iij.	....	....

TRAITS.	TEINTURES.	EAUX DIST.	PRÉPARATIONS DIVERSES ET OBSERVATIONS.
....	....	....	Pâte, q. s. La décoction de feuilles de guimauve s'emploie principalement en lotions, fomentations, etc.
....	....	....	Les feuilles sont employées comme celles de guimauve.
j à ʒ j.	....	℥ ij à jv.	Suc exprimé : ℥ ij à iv.
....	....	....	....
....	....	....	Les feuilles servent aux mêmes usages que celles de mauve et de guimauve.
....	....	℥ j à jv.	Infusion : ʒ j à ij, pour collyre et lotion.
....	....	℥ j à jv.	....
j à ℥ ß.	....	....	Pâte, q. s.

BIBLIOTHEQUE ROYALE I

SUBSTANCES.	POUDRES.	TISANES.	SIROPS.	VINS
Dattes. Jujubes. Figues. Raisins secs.	....	D. ℥ j à ij.	....	......
Amandes douces.	....	Emulsion, ℥ ij à iij.	....	......
Lichen (privé de son principe amer.	....	D. ℥ ß à j.	....	......
Lin (graines).	....	M. ℥ j à ij.	....	......
Huile d'olives.	....	....	....	......

L'ichthyocolle (℥ j à ij pour bain), la cétine, la corne cerf, le lait, les œufs, la chair des jeunes animaux, les g nouilles, les limaçons, le beurre de cacao, le sucre, le son

…TRAITS.	TEINTURES.	EAUX DIST.	PRÉPARATIONS DIVERSES ET OBSERVATIONS.
....	....	....	Pâte de dattes, q. s. Pâte de jujubes, q. s.
....	....	....	Huile d'amandes douces, ℥ ß pour loocks et potions, et ℥ ij pr lavem.
....	....	....	Pâte, gelée, q. s.
....	....	....	La graine de lin sert encore à préparer des lavem., des catapl., des lot., etc., *Huile récente*, ʒ ij à ℥ ij en lavem.
....	....	....	ʒ ij à ℥ j dans une pot.; ℥ ß à iij en lavement.

…e de pain, sont des substances qui peuvent encore être em…oyées comme émollientes. Il en est de même de certaines …pèces médicinales. (Voyez *Espèces*.)

SUBSTANCES.	POUDRES.	TISANES.	SIROPS.	VINS.
Orange.	....	I. ou M. n° 1 ou 2.	(Sirop fait avec le sucre) ℥ j à ij.	....
Citron	....	I. ou M. n° 1 ou 2.	....	....
Tamarin (pulpe.)	....	I. ℥ ß à ij.	....	....
Groseilles (roug. ou bl.)	....	Suc. S. ℥ ij à jv.	℥ j à ij.	....
Mûres.	....	....	℥ j à ij.	....
Sem. froides. (V. *Espèces*.)	....	Emuls. ℥ j à iij.	....	....
Acide tartarique.	℥ v à xv avec du sucre.	S. ʒ j à ij.	℥ j à ij.	....
Acide citrique.	....	S. ʒ j à ij.	....	....
— oxalique.	....	S. ℥ xij à ℈ j.	....	....

[EXT]RAITS.	TEINTURES	EAUX DIST.	PRÉPARATIONS DIVERSES ET OBSERVATIONS.
....	....	....	Suc exprimé ʒ ij à ℥ j avec du sucre.
....	....	....	Suc exprimé ʒ ij à jv dans une potion. *Huile volatile* ij à v gouttes. *Alcoolat* ʒ ß à ij.
....	....	....	....
....	....	....	....
....	....	....	Le sirop s'emploie souvent en gargarisme.
....	....	....	....
....	....	....	Pastilles, v. f. c.
....	....	....	Pastilles, v. f. c.
....	....	....	Pastilles, v. f. c.

SUBSTANCES.	POUDRES.	TISANES.	SIROPS.	VINS.
Vinaigre (acide acét. non concentré.)	....	℥ ß à ij.	℥ j à ij.	....
Acide borique. (sel sédatif de Homberg.)	....	S. ℈x à ʒ ß (peu usité).	....	....
Tartrate acidule de potasse (crême de tartre.)	....	S. ℥ ß à j.	....	....
Acide sulfurique. — nitrique — hydrochlorique.	....	℈ j à ʒ ß ou *usque ad gratam aciditatem.*	....	....

Nous avons omis à dessein les diverses préparations que [...] fait avec les feuilles et les fleurs de l'oranger, et l'épicarpe de [...] fruits; elles seront mieux classées aux articles *anti-spsasmodiq[...]* et *stimulants.*

RAITS.	TEINTURES.	EAUX DIST.	PRÉPARATIONS DIVERSES ET OBSERVATIONS.
....	....	....	Oxymel simple ʒ ij à ℥ ij pour boisson aqueuse de ℔ ij.
....	....	....	On l'emploie en gargarisme dans les angines couenneuses. (Mêmes doses qu'à la colonne tisanes.) Il fait aussi partie de quelques collutoires.
....	....	....	On rend la crême de tartre soluble en la mêlant avec le dixième de son poids d'acide borique.
....	....	....	L'acide hydrochlorique s'emploie à la dose de ℥ ij à iv pour un bain de pieds. On l'emploie aussi en collutoire. (V. *astringens*.)

l'oseille, les fraises, les framboises, les pommes reies, les cerises, les fruits de l'épine-vinette, les grenades es pruneaux acides sont encore employés comme tempé-s.

SUBSTANCES.	POUDRES.	TISANES.	SIROPS.	VINS
Gentiane.	℥v à ʒ ß.	D. ʒ ij à ℥ j.	℥ j à ij.	℥ j à i
Gentianin (principe actif de la gentiane).	℥ j à jv.	....	℥ j à ij.	....
Houblon (sommités fl.)	....	I. ʒ ß à ij.	....	....
Petite centaurée (sommités fleuries)	....	I. ʒ j à ij.	....	....
Chicorée sauvage	....	Racine. D. ℥ ß à j. Feuill. I. ou D. ʒ ij à iij.	Sir. simple ℥ j à ij.	....
Fumeterre.	....	I. ʒ ij à iij.	℥ j à ij.	....
Lichen (non privé de son principe amer).	....	D. ℥ ß po. ℔ ij d'eau qu'on réduit à ℔ j.	....	....
Beccabunga.	....	I. ℥ j à ij.	℥ ß à ij.	....
Quassia amara.	℈ j à ʒ j.	I. ʒ j à ij.	....	℥ ß à j

RAITS.	TEINTURES.	EAUX DIST.	PRÉPARATIONS DIVERSES ET OBSERVATIONS.
à ʒ ij.	ʒ j à ij.	....	*Teinture alcaline de gentiane* (v. f. c.)
......	....	....	℥ j de sirop contient ℈ j de gentianin.
à ʒ ij.	....	....	....
à ʒ ij.	....	℥ j à jv.	....
ß à ij.	....	℥ j à jv.	Suc exprimé ℥ ij à jv.
j à ʒ ij.	....	℥ j à jv.	Suc exprimé ℥ ij à jv.
......	....	....	....
......	....	....	Suc exprimé ℥ ij à jv.
j à ʒ j.	ʒ ß à j.	....	....

SUBSTANCES.	POUDRES.	TISANES.	SIROPS.	VINS.
Quassia simarouba.	ʒ j à ij.	D. ʒ ij à iv.	....	℥ ß à
Quinquinas (rouge, jaune et gris).	Comme tonique, gr xij à ʒ ß. Comme fébrifuge, ʒ iv à ℥ ij.	I. ou D. ℥ ß à j.	℥ j à ij.	℥ j à i
Quinine.	gr iij à x dans quelques cuill. de suc de citron.	....	....	....
Sulfate de quinine.	gr vj à xxx.	....	℥ j à ij.	....
Saule.	ʒ j à iv.	D. ʒ ij à iv.	....	....
Salicine.	gr xv à xx (3 ou 4 fois par jour).	....	....	....
Houx (feuill.)	ʒ j à ij.	....	....	....

Sont encore employés comme amers : le pissenlit, l'aunée
polygala amara, le trèfle d'eau, le colombo et les angustur
Les qualités physiques de ces dernières en rendent la distin

[...]RAITS.	TEINTURES.	EAUX DIST.	PRÉPARATIONS DIVERSES ET OBSERVATIONS.
à ʒ ß.	ʒ ß à j.	....	....
Extrait [...]u) ʒ ß [...]j. [...]tr. sec) [...]j à ʒ j.	ʒ ß à ij.	....	*Bain*, ℞ quinquina ℔j à ℔ij, faites bouillir pendant une demi-heure dans eau ℔jv, et versez le décocté dans le bain. — *Injection*, *fomentation*, ʒ jv à ℥ j. — *Lavement*, ʒ j à iij. — Bolus ad quartanam (v. f. c.)
....	....	....	....
....	ʒ j à ij.	....	Ces substances, ainsi que le quinquina, sont plus spécialement employées comme fébrifuges. Nous ferons observer que la plupart des amers sont également anti-périodiques.
....	....	....	
....	....	....	
ʒ ß à j.	....	....	

[...]on difficile, et, comme il serait dangereux d'employer l'une [...]our l'autre, nous croyons qu'elles doivent être rejetées de [...] matière médicale.

SUBSTANCES.	POUDRES.	TISANES.	SIROPS.	VINS.
Bistorte.	ʒ ß à ij.	D. ℥ ß à j.	....	....
Roses rouges.	....	I. ʒ ß à ij.	℥ j à ij.	....
Tormentille.	ʒ ß à ij.	D. ʒ ij à ℥ j.	....	....
Aigremoine.	....	I. ʒ ij à jv.	....	....
Fraisier.	....	D. ℥ ß à j	....	....
Bois de campêche.	....	D. ℥ ij p^r eau ℔ ij qu'on réduit à ℔ j.	....	....
Ratanhia.	ʒ j à ij.	D. ℥ ß à j.	℥ ß à ij.	....
Coings.	....	....	℥ j à ij.	....

TRAITS.	TEINTURES.	EAUX DIST.	PRÉPARATIONS DIVERSES ET OBSERVATIONS.
....	....	....	Lavement D. ℥ ß à j.
....	ʒ j à ij.	℥ j à iij.	*Conserve* ʒ j à ij. — *Miel rosat*, ℥ j à ij comme édulcorant. Pour collut. miel rosat ʒ iij, acide hydrochlor. ʒ j. — *Vinaigre rosat*, ʒ j à iv. — *Inj.*, *garg.*, vin ℔ j, roses ʒ ij. -Electuaire astring. de Barthez, et conserve de Cynorrhodons, v. f. c.
....	....	....	....
....	....	℥ j à jv.	....
....	....	....	....
....	....	....	Employé principalement en Angleterre dans les diarrhées.
aqueux ou lcoolique) ʒ ß à ij.	....	....	Inj., lotion, ʒ ij à jv.
....	....	....	....

SUBSTANCES.	POUDRES.	TISANES.	SIROPS.	VINS.
Grenadier.	(Epicarpe) ʒ ß à j.	Ecorce de la rac. D. ℥ ß à j. Fleurs I. ℥ ß à j. Epicarpe, D. ʒ ij à iv.	(Sir. fait avec l'épi-carpe.) ℥ ß à ij.	....
Ecorce de chêne.	ʒ ß à jv.	D. ℥ ß à j.	....	....
Noix de galle.	gr ij à ʒ ß.	I. ʒ j à iij.	....	....
gomme kino.	gr x à ʒ ß.	D. ʒ j à ij.	....	....
Cachou.	℈ j à ʒ j.	D. ʒ j à iv.	....	....
Sangdragon.	gr x à ʒ ß.	....	....	....
Limaille de fer.	gr ij à ʒ ß.	....	....	(Vin chali-bé) ℥ j à ii

...TRAITS.	TEINTURES.	EAUX DIST.	PRÉPARATIONS DIVERSES ET OBSERVATIONS.
....	....	....	....
....	....	....	Lot., inj., garg. ℥ j à ij. —Bain, ℔ j à ij.
....	℥ ß à ij.	....	Garg., ℥ j à ij.—Pommade de noix de galle composée, v. f. c.
....	℈ j à ℥ j.	....	....
....	℈ j à ℥ j.	....	Pastilles, v. f. c.
....	℈ j à ℥ j.	....	Il fait partie de la poudre de Rousselot, de celle du frère Côme, et de celle du prof. Dubois, v. f. c.
....	....	....	Tablettes martiales, v. f. c.

SUBSTANCES.	POUDRES.	TISANES.	SIROPS.	VINS.
Deutoxide de fer (éthiops martial).	℥ vj à ℈ j.	....	....	....
Tritoxide de fer (safran de mars astringent).	℥ vj à ʒ ß.	....	....	....
Proto sulfate de fer (couperose verte).	℥ j à ℈ j.	....	....	....
Sous trito carbonate de fer (safran de mars apéritif).	℥ x à ʒ ß.	Eau ferrée q. s.	....	....
Tartrate de potasse et de fer (boules de Nancy).	℥ xij à ℈ j en pilules.	Eau de boule. Faites infuser une boule pendant 20 m. dans eau bouillante, ℔ ij.	....	Vin chalibé de Parmentier. ʒ j à iv.
Alun (sulfate d'alumine et de potasse).	℥ vj à xx.	S. ʒ ß à ij.	....	....

TRAITS.	TEINTURES.	EAUX DIST.	PRÉPARATIONS DIVERSES ET OBSERVATIONS.
....	....	....	....
....	....	....	....
....	....	....	A l'extérieur, ℥ ij à iij par ℥ de liquide.
....	....	....	....
....	Teinture de mars tartarisée, xx goutt. à xl dans une potion.	....	....
....	....	....	Lot., inj. ʒ ß à j. L'alun calciné s'emploie en poudre sur les ulcères fongueux.

SUBSTANCES.	POUDRES.	TISANES.	SIROPS	VINS.
Sulfate de zinc (couperose blanche.	℥ij à vj.	....	....	....
Acétate de plomb (sucre de saturne).	℥ 1/3 à ij.	....	....	....
Eau de rabel (acide sulfurique alcoolisé).	....	℈j à ʒj.	....	....

Le décoctum de feuilles de ronces s'emploie en garg-risme; l'eau distillée de plantain en collyre.

EAUX MINÉRALES FERRUGINEUSES.

Eaux thermales.

Eaux de Carlsbad. — 3 à 4 verres les premiers jours. On élè successivement la dose. Se donnent aussi en bains.
de Teplitz.— *Id* *Id*.

Eaux froides.

Eaux de Spa — *Id*. *Id*.
de Forges. — 2 à 6 verres par jour, en augmentant pro-gressivement les doses. On les emploie pures ou cou-pées avec du vin.

...TRAITS.	TEINTURES.	EAUX DIST.	PRÉPARATIONS DIVERSES ET OBSERVATIONS.
....	....	....	Inj., lot., ℥xij à ʒj.
....	....	....	Inj. Collyre ℥x à ʒß. Avec le sous-acétate de plomb on fait l'eau blanche.
....	....	....	S'emploie à l'extérieur en lot., inj., etc.

EAUX MINÉRALES FERRUGINEUSES.

Eaux froides. (SUITE.)

ux d'Aumale. — 1 ou 2 livres par jour.
de Rouen. — On les boit à la source. Dose : 4 à 5 verres.
de Passy. — Epurées, elles se prennent à la dose de 3 à 4 verres dans la journée ; non épurées, elles sont employées à l'exterieur.
de Provins. — On en boit tous les matins deux ou trois verres à la source.
de Bussang. — On les prend dans le courant de la journée, ou pendant le repas.
de Pyrmont. — 5 à 6 verres par jour, pures ou mêlées avec d'autres boissons.
de Contrexeville. — On les boit à la source. Dose : 3 à 4 verres.

SUBSTANCES.	POUDRES.	TISANES.	SIROPS.	VINS.
Raifort sauvage.	....	I. ℥ ß à j	℥ ß à ij.	℥ j à iv.
Absinthe.	Comme tonique, gr x à xx. Comme fébrifuge, ʒ ß à ij.	I. ʒ ij à iv.	℥ ß à ij.	℥ j à iv.
Menthe poivrée.	℈ j à ʒ j.	I. ʒ ß à ij.	℥ ß à ij.	....
Chamœdrys.	....	I. ʒ ij à iij.	....	....
Sauge.	gr x à ʒ ß.	I. ʒ j à ij.	....	....
Cresson de fontaine.	....	I. ʒ ij à iv.	....	....
Cochléaria.	....	I. ʒ j à ℥ ij.	℥ ß à ij.	....
Epicarpe d'orange.	....	I. ʒ ß à iv.	℥ ß à ij.	....
Epicarpe de citron.	....	I. ʒ ß à iv.	℥ ß à ij.	....

RAITS.	TEINTURES.	EAUX DIST.	PRÉPARATIONS DIVERSES ET OBSERVATIONS.
j à ij.	ʒ ß à ij.	....	Alcoolat ʒ ij à jv.—Vin et sirop antiscorb. v. f c.
ß à j.	ʒ ß à ij.	℥ j à jv.	Huile essentielle j à ij gouttes.
....	....	℥ j à jv.	H. essent. j à iij goutt. Alcoolat ℥ ß à j.
ij à ʒ j.	....	℥ j à jv.	....
....	....	℥ j à jv.	H. essent. ij à jv goutt.
....	....	....	Suc. exp. ℥ j à jv.
....	ʒ ß à ij.	℥ j à jv.	S. exp. ℥ j à jv.—Alcoolat ʒ ß à j.— Sirop antiscorb. ℥ ß à ij. — Vin antiscorb. ℥ j à jv.
....	ʒ ß à ij.	....	Huile essentielle ij à v. gouttes.
....	....	....	H. essent. j à v goutt. Alcoolat ʒ ß à ij.

SUBSTANCES.	POUDRES.	TISANES.	SIROPS	VINS.
Serpentaire de Virginie.	gr x à xxx.	I. ʒ ij à iv.	....	....
Angélique.	ʒ ß à ij.	I. ʒ j à ℥ ß	....	....
Gingembre.	gr vj à ℈ j.	I. ʒ ß à j.	℥ ß à ij.	....
Cascarille.	℈ j à ʒ j.	I. ʒ j à iij.	℥ j à ij.	.. ..
Cannelle.	gr v à ℈ j.	I. ʒ ß à ij.	℥ ß à ij.	....
Camomille.	ʒ ß à ij.	I. x à xv têtes.	....	....
Romarin.	℈ j à ʒ j.	I. ʒ ß à ij.	....	....
Lavande.	℈ j à ʒ j.	I. ʒ ß à ij.	....	....
Mélisse.	℈ j à ʒ j.	I. ʒ ß à ij.	℥ ß à ij.	....
Girofle.	gr v à x.	....	....	....
Muscade.	℈ j à ʒ ß.	....	....	....
Macis.	gr xij à ℈ j.	....	....	....
Poivre noir.	gr vj à xij.	I. ʒ ß à ij.	....	....

.TRAITS.	TEINTURES.	EAUX DIST.	PRÉPARATIONS DIVERSES ET OBSERVATIONS.
....	ʒ ß à ij	....	....
j à ʒ j.	ʒ j à ij	E.dist.faite avec les semences. ℥ j à iv.	....
viij à ℈ j	℈ j à ʒ j.	℥ j à iij.	....
x à ʒ ß.	ʒ j a ij.	ʒ ij à iv.	....
....	ʒ ß à ij.	℥ ß à ij.	H. essent. j à jv goutt.
℈ j à ʒ j.	....	℥ j à iv.	H. essent. j à v goutt.
....	....	℥ j à ij.	Huile essent. j à iij gtt.
....	....	℥ j à ij.	*Id.*
....	....	℥ j à ij.	*Id.*
....	x à xxx gtt.	℥ j à ij.	Huile essent. j à v gtt.
....	ʒ ß à ij.	....	Huile essentielle *id.*
℈ j à ʒ j.	ʒ ß à j.	℥ j à ij.	H. ess., *id.*—Beurre de muscade en frictions ʒ ij.
....	....	....	....

SUBSTANCES.	POUDRES.	TISANES.	SIROPS.	VINS.
Anis.	℈ j à ʒ j.	I. ʒ ß à j.	....	....
Vanille.	℥ v à ʒ ß	I. ʒ j à ij.	....	....
Baies de genièvre.	ʒ ß à j.	I. ℥ ß à j.	....	....
Hydrochlorate d'ammoniaque (sel ammoniac).	℥ v à xx.	....	....	....
Carbonate d'ammoniaque cristallisé (sel d'Angleterre).	℥ vj à x (en pil. ou dans une pot).	....	....	....
Chlorure de soude (liqueur de Labaraque).	....	xx gtt. à ʒ ß	....	....

Le piment, la moutarde, le cresson de Para, la badian
le carvi, le goudron et la myrrhe peuvent encore être ra

[E]XTRAITS.	TEINTURES.	EAUX DIST.	PRÉPARATIONS DIVERSES ET OBSERVATIONS.
....	ʒ ß à ij.	℥ j à ij.	Huile essent. j à v gtt.
....	℈ j à ʒ ij.	....	....
[℈] j à ʒ ij.	ʒ ß à j.	℥ j à iv.	....
....	....	....	Injection, lotion, ℥ ß à ℥ ij. — Bain, ℥ v à x.
....	....	....	....
....	....	....	Il s'emploie en lotions dans les brûlures ; en bains, lavemens et boissons, dans les fièvres typhoïdes.

[ran]gés dans cette classe.

11.

Les stimulans généraux qu'on appelle *diffusibles* sont l'alcool, le vin, les éthers, le camphre, l'ammoniaque et l[...] huiles volatiles, quand ces dernières sont administrées à d[...]

EAUX MINÉRALES GAZEUSES.

EAUX THERMALES.

Eaux du Mont-d'Or.

A l'intérieur. — Trois ou quatre verres le matin, pures o[...] coupées avec du lait.

A l'extérieur. — Elles sont employées en bains, douches lotions, etc.

Eaux de Clermont-Ferrand.

Elles s'administrent à l'intérieur à la dose de trois ou quatre verres le matin.

Eaux de Vichy.

A l'intérieur. — Mêmes doses.

A l'extérieur. — Coupées avec la moitié ou les deux tiers d'eau commune, elles sont employées en lotions, bains, etc.

Eau de Vichy artificielle.

Mêmes doses.

Eaux de Bourbon-l'Archambault.

On les boit à la source, à la dose d'une pinte à deux par jour.

Eaux de Dax.

Mêmes usages et mêmes doses.

ses un peu élevées. (*Voyez*, pour éther, camphre et ammiaque, les *antispasmodiques* et les *vésicans*.)

EAUX MINÉRALES GAZEUSES.

EAUX FROIDES.

Eaux de Pougues.

On les administre seules ou coupées, à la dose de trois à nq verres dans la matinée.

Eaux de Langeac.

Mêmes doses, mêmes usages. On peut les mélanger avec le in que l'on boit à ses repas.

Eaux de Mont-Brison.

Mêmes doses, mêmes usages.

Eaux de Bar.

On ne les donne qu'en boisson, à la dose d'une pinte à deux par jour.

Eau de Seltz.

Pure ou coupée, q. s. Celle qu'on prépare dans les pharmacies n'est autre chose qu'une solution d'acide carbonique.

1°. *Stimulans proprement dits de ce système.*

SUBSTANCES.	POUDRES.	TISANES.	SIROPS.	VINS.
Arnica (fleurs).	g̃ v à ℈ ß.	I. ℈ ß à iij	....	....
Noix vomique.	g̃ j à ix pr.	....	....	....
Strychnine.	g̃ 1/12 à j pr.	....	....	....
Brucine.	g̃ 1/4 à vj pr.	....	....	....
Phosphore.	g̃ 1/8 à j pr. dans ℥ iv d'émuls. sucrée.	....	....	....

1°. *Stimulans proprement dits de ce système.*

RAITS.	TEINTURES.	EAUX DIST.	PRÉPARATIONS DIVERSES ET OBSERVATIONS.
j à ʒ j.	....	℥ j à iv.	....
trait aq. 1/2 à x r. Extr. c. ℈ 1/4 iv pr.	(de Magendie) v gtt. à xxx pr.	....	La teinture de Magendie est faite avec alcool ℥ j, noix vomique ℈ iij.
....	v à xv. gtt.	....	La teinture est composée d'alcool ℥ j, strychnine ℈ iij.— Pilules de Magendie, v. f. c.
....	vj à xx gtt. pr.	....	La teinture est composée d'alcool ℥ j, brucine ℈ xviij.
....	(Éther phosphoré), v à x gout. dans une pot. pr.	....	Dans l'éther phosphoré, il y a ℈ j 3/8 de phosphore pour ʒ j d'éther.—*Huile phosphorée* de Magendie, (à l'int.) xv à xxx goutt. dans un véhicule convenable.

SUBSTANCES.	POUDRES.	TISANES.	SIROPS.	VINS.
Tilleul.	....	I. ʒ ß à ij.	....	....
Oranger.	....	(fl.) I. ʒ ß à j. (feuil.) ℈ j à ʒ ß.	(Fait avec les fl.) ℥ j à ij.	....
Safran.	gr̃ xij à ℈ j	I. ʒ ß à j.	ʒ ij à ℥ ß.	....
Pivoine.	(Racine) ʒ ß à j.	D. ℥ ß à j.	(Fait avec les fl.) ℥ ß à ij.	....
Valériane.	ʒ ß à ij.	I. ʒ j à iv.	....	....
Mélisse.	....	I. ʒ j à iij.	℥ ß à ij.	....
OEillet.	....	....	℥ ß à ij.	....
Camphre.	gr̃ ij à xxx pr. en susp. dans 1 pot. à l'aide d'un jaune d'œuf ou d'un mucil.	....	....	....
Assa-fœtida.	gr̃ x à ʒ ß.	....	....	....

TRAITS.	TEINTURES.	EAUX DIST.	PRÉPARATIONS DIVERSES ET OBSERVATIONS.
....	....	℥ j à iv.	....
....	....	(de feuill.) ℥ j à iv.	Huile essentielle, gtt. ij à vj.
vj à ℈ j.	℈ j à ʒ j.	....	Collyre anodin de Jadelot, v. f. c.
....	....	(de fl.) ℥ j à iv.	....
ß à j.	ʒ ß à j.	℥ j à iv.	....
....	....	℥ j à iv.	Alcoolat, ʒ j à iij.
....	....	℥ j à iv.	....
....	....	....	Lavement, ℈ j à ʒ ij. Alcool camphré à l'extérieur, q. s.
....	(Ethérée ou alc.) ʒ ß à ij.	....	Lavement, ʒ j à ij dissous dans un j. d'œuf.

SUBSTANCES.	POUDRES.	TISANES.	SIROPS.	VINS.
Gomme ammoniaque.	℈ x à ʒ ß p. looch, etc.	....	....	....
Huile de Cajeput.	....	....	....	....
Karabé (ambre jaune, succin).	....	....	ʒ ij à ℥ j.	....
Ambre gris.	℈ j à xij pr.	....	....	....
Musc.	℈ vj à ʒ j.	....	....	....
Castoréum.	℈ vj à ʒ j.	....	....	....
Nitrate de bismuth.	℈ j à xij.	....	....	....
Oxide de zinc.	℈ vj à ℈ j. pr.	....	....	....
Ethers.	....	....	ʒ ij à ℥ j.	....

Le galbanum, le sagapenum, l'opoponax et l'huile anima

TRAITS.	TEINTURES.	EAUX DIST.	PRÉPARATIONS DIVERSES ET OBSERVATIONS.
....	x à xxx gtt.	....	Looch ammoniacal, *V.* Loochs. P. 95.
....	....	....	℥ j à ij dans une potion.
....	℈ j à ʒ ß.	....	Employé aussi à l'ext. en fumigation.
....	℈ j à ʒ ß.	....	....
....	ʒ ß à j.	....	....
....	Ethérée ou alcoolique. ʒ ß à j.	....	....
....	....	....	....
....	....	....	Pilules de Meglin, n° j à n° iv (v. f. c.)
....	....	....	De xx à LX gouttes dans une potion, etc.

de Dippel, ne sont presque plus employés.

SUBSTANCES.	POUDRES.	TISANES.	SIROPS.	VINS.
Opium.	g̃ j à x pr.	....	ʒ ij à ℥ j.	Laudanum de Sydenham. v a xx gtt.
Acétate de morphine.	g̃ 1/8 à j.	....	ʒ ij à ℥ j.	....
Têtes de pavot.	....	D. ʒ ij à iv.	(Sirop diacode), ʒ ij à ℥ j ß.	....
Coquelicot.	....	I. ʒ ß à j.	℥ ß à ij.	....
Nymphœa, fl.	....	....	ʒ ij à ℥ j.	....
Belladone.	g̃ j à ℈ j.	....	....	....
Jusquiame noire.	g̃ j à ℈ j.	....	....	....
Laurier cerise.	....	....	....	....
Datura stramonium.	g̃ j à ℈ j.	....	....	....

…TRAITS.	TEINTURES.	EAUX DIST.	PRÉPARATIONS DIVERSES ET OBSERVATIONS.
1/4 à x pr.	vj à xx goutt. pr.	....	Laudanum de Rousseau, ij à x gtt. (v. f. c.) Poudre de Dower, pilules de cynoglosse, thériaque et diascordium (v. f. c.)
....	....	....	....
....	....	....	....
....	....	℥ j à iv.	....
....	....	℥ j à ij.	....
1/2 à iv.	v à x gtt.	....	Pommade de belladone pour dilater le col de l'utérus (v. f. c.)
g̃ j à ℈ j.	℈ j à ʒ j.	....	Huile de jusquiame à l'extérieur, q. s.
....	....	vj gtt. à ʒ j.	....
1/2 à ij.	....	....	Baume tranquille, employé à l'extér. (v. f. c.)

SUBSTANCES.	POUDRES.	TISANES.	SIROPS.	VINS.
Grande ciguë.	gr ij à ℈ j.	....	....	....
Aconit napel.	gr ij à ʒ ß.	....	....	....
Tabac.	gr j à iv.	....	....	....
Laitue.	....	....	....	....
Acide prussique ou hydrocyanique (médicinal).	....	....	(Sirop cyanique) ʒ ß à j pr. dans une pot.	....
Cyanure de potasssium.	gr 1/4 à j pr. dans 1 pot. ou en pilul.	....	ʒ ß à j dans une potion.	....

Les feuilles de morelle sont employées à l'extérieur en lo-tions, fomentations, à la dose de ℥ j pour eau ℔ j, D., et e cataplasmes. Seront encore employées de la même manier

TRAITS.	TEINTURES.	EAUX DIST.	PRÉPARATIONS DIVERSES ET OBSERVATIONS.
℥ ij à xx. pr.	(Ethérée ou alcoolique) x gtt. à ʒ ß.	....	Suc exprimé xij à xx goutt. dans une pot. Onguent de ciguë (v. f. c.) Huile de ciguë à l'ext. q.s.
℥ j à ℈ j.	ij à v goutt. pr.	....	....
....	....	....	Lavement. D. ʒ ß à j.
(Thridace) ℥ ij à xv pr.	....	℥ ij à iv.	Suc exprimé, ℥ ij à iv.
....	....	....	j à x gouttes pr. dans un véhicule convenable.
....	....	....	....

à la même dose, les feuilles de jusquiame noire, de belladone, de stramonium, de grande ciguë et de tabac.

SUDORIFIQUES.

SUBSTANCES.	POUDRES.	TISANES.	SIROPS.	VINS.
Salsepareille.	ʒ ß à ij.	D. ℥ j à iv pour ℔iij d'eau que l'on réduit à ℔ij.	℥ j à ij.	....
Squine.	....	D. ℥ ß à ij.	....	....
Gaïac.	ʒ ß à ij.	Comme la salsepareil.	....	....
Sassafras.	....	I. ℥ ß à ij.	....	....
Patience.	....	D. ℥ ß à j.	....	....
Bardane.	....	D. ℥ ß à j.	....	....
Sureau (fl.)	....	I. ʒ ß à j.	....	....
Saponaire.	....	Racine. D. ℥ ß à j. feuilles, I. ʒ j a ij.	....	....
Canne de Provence.	....	D. ℥ ß à ij.	....	....

SUDORIFIQUES.

[E]XTRAITS.	TEINTURES.	EAUX DIST.	PRÉPARATIONS DIVERSES ET OBSERVATIONS.
℈ j à ʒ ij.	....	....	Sirop de Cuisinier, ℥ ß à j dans les tisanes sudorifiques, ou comme véhicule du sublimé corrosif, v. f. c. Tisane de Feltz, v. f. c.
....	....	....	....
....	ʒ ß à ij.	....	Résine, g̃r x à ℈ j dans une pot. ou en pil.
....	....	ʒ j à ij.	Huile essent. ij à x gtt.
℈ j à ʒ ij.	....	....	....
....	....	....	....
ʒ ß à ij.	....	℥ j à iv.	L'infus. s'emploie aussi en collyre, lotion, etc.
de feuill.) ℈ j à ʒ ij.	....	℥ j à iv.	....
....	....	....	....

SUDORIFIQUES. (SUITE.)

SUBSTANCES	POUDRES.	TISANES.	SIROPS.	VINS.
Douceamère.	℈ j à ʒ j.	D. ʒ ij à ℥ ß.	....	....
Polygala senéga.	gr x à ʒ ß.	I. ℥ ß à j.	℥ ß à j.	ʒ ij à ℥ j.
Soufre.	gr x à xxx.	....	....	....
Foie de soufre.	gr ij à x pr.	....	ʒ ij à ℥ j.	....
Acétate d'ammoniaque (esprit de mindererus).	....	S. ʒ j à iv.	....	....

Toutes les infusions, celles de thé, de violettes, de véronique, etc., dont l'action sur l'économie serait peu appré-

SUDORIFIQUES.

TRAITS.	TEINTURES.	EAUX DIST.	PRÉPARATIONS DIVERSES ET OBSERVATIONS.
j à ʒ j.	....	....	....
xij à ʒ ß pr.	ʒ ß à ij.	....	....
....	....	....	Très employé en pommade, etc., dans les maladies psoriques. Poudre anti-psorique de Chaussier, v. f. c.
....	....	....	Employé à l'extér. dans les maladies de la peau, en bains, etc. v. f. c.
....	....	....	x à xx gouttes dans un verre d'eau, contre l'ivresse.

ıble si elles étaient administrées froides, deviennent sudoiques quand on les prend chaudes.

SUBSTANCES.	POUDRES.	TISANES.	SIROPS.	VINS.
Iode.	℥ 1/8 à j.	....	....	....
Hydriodate de potasse.	....	....	....	....
Mercure.	....	....	....	....
Proto chlorure de mercure (calomélas).	℥ j à v.	....	....	....
Deuto chlorure de mercure (sublimé corrosif).	℥ 1/8 à 1/2.	....	....	....

:RAITS.	TEINTURES.	EAUX DIST.	PRÉPARATIONS DIVERSES ET OBSERVATIONS.
....	v à xx gtt. pr.	....	Ether sulfurique ioduré, iv à x goutt. pr. 30 goutt. contiennent 1 grain d'iode.
....	....	....	S. ♃ Hydriodate de potasse ʒ ß, eau dist. ℥ j. On en prend xx gtt. à ʒ ß pr. L'iode et l'hydriodate de potasse sont aussi employés à l'extérieur en pommades, etc. Potion atrophique de Magendie, v. f. c.
....	....	....	Onguent mercuriel, à l'intérieur gr ij à iv pr.; en frictions ʒ ß à ij pr.
....	....	....	On en saupoudre les ulcères vénériens.
....	....	....	Liqueur de Vanswieten, ʒ ij à ℥ j pr. dans ℥ iv de liquide mucilagineux. — Bain: deutochlorure ʒ ij à ℥ j pr.— Pil. anti-syphilitiques de Dupuytren et de Ricord, v. f. c.

SUBSTANCES.	POUDRES.	TISANES.	SIROPS.	VINS.
Proto iodure de mercure.	℥ 1/8 à 1/2.	....	....	....
Deuto iodure de mercure.	℥ 1/16 à 1/2.	....	....	....
Hydrochlorate d'or.	℥ 1/20 à 1/10 en pil. avec de l'amidon, ou en s. dans l'eau dist.	....	....	....

Le mercure, le proto-chlorure, le deuto-chlorure, le pro
iodure, le deuto-iodure de ce métal, et l'hydrochlorate d

TRAITS.	TEINTURES.	EAUX DIST.	PRÉPARATIONS DIVERSES ET OBSERVATIONS.
....	....	....	Pommade de proto iodure, v. f. c. Elle s'emploie contre les ulcères vénériens et les maladies de la peau.
....	S. éthérée, v à xv gtt. pr. S. alcoolique, x à xx gtt. pr. dans un véhicule convenable	....	Pommade, même composition et mêmes usages. — La solution est composée d'éther ou d'alcool ℥ j ß, deuto iodure de mercure ℥ xx.
....	....	....	En frictions, ℥ 1/10 à 1/2 pr. melé avec de l'amidon.

sont considérés dans ce tableau, sous le rapport des doses,
comme anti-syphilitiques.

SUBSTANCES.	POUDRES.	TISANES.	SIROPS.	VINS.
Digitale.	℥ 1/4 à j, ℈ j pr.	I. ou D. ʒ ß à ij.	....	....

5e Section. SPÉC. DE LA SÉCRÉTION BRONCHIQUE

EXPECTORANS.

SUBSTANCES.	POUDRES.	TISANES.	SIROPS.	VINS.
Hysope.	....	I. ʒ j à iij.	℥ j à ij.	....
Lierre terrestre.	....	I. ʒ j à iij.	℥ j à ij.	....
Tussilage (pas d'âne).	....	I. ʒ ß à j.	℥ j à ij.	....
Capillaire.	....	I. ʒ ß à ij.	℥ j à ij.	....
Ipécacuanha.	℥ j à vj.	....	ʒ j à ℥ ß.	....
Scille.	℥ j à x pr.	....	....	℥ ß à j.
Polygala senega.	℥ x à ʒ ß.	I. ℥ ß à j.	℥ ß à j.	ʒ ij à ℥ j

TRAITS.	TEINTURES.	EAUX DIST.	PRÉPARATIONS DIVERSES ET OBSERVATIONS.
....	Ethérée ou alcoolique, iv goutt. à ʒ ß pr.	....	La teinture est faite avec alcool à 32°, ou éther 8 part., et digitale 1 partie.

SECTION. SPÉC. DE LA SÉCRÉTION BRONCHIQUE.

EXPECTORANS.

....	....	℥ j à iv.	....
....	....	℥ j à iv.	....
....	....	....	....
....	....	....	....
....	ʒ ß à ij.	....	Pastilles, n° iv à vj. — Potion contre la coqueluche, v. f. c.
1/2 à vj.	x gouttes à ʒ ß.	....	Vinaigre scillitique, ʒ ß à ij. — Oximel scillitique, ʒ ij à ℥ j.
℥ xij à ß pr.	ʒ ß à ij.	....	....

EXPECTORANS. (SUITE.)

SUBSTANCES.	POUDRES.	TISANES.	SIROPS.	VINS.
Benjoin.	g̃r x à ʒ ß.	....	℥ ß à ij.	....
Baume de Tolu.	g̃r vj à ʒ ß dans une émulsion ou en pil.	....	ʒ ij à ℥ j.	....
Baume du Pérou.	g̃r ij à x dans une potion, en pil., etc.	....	....	....
Gomme ammoniaque.	g̃r x à ʒ j.	....	....	....
Kermès minéral (sous-hydro sulfate d'antimoine)	g̃r 1/2 à iij dans une potion et en pil.	....	....	....

EXPECTORANS.

XTRAITS.	TEINTURES.	EAUX DIST.	PRÉPARATIONS DIVERSES ET OBSERVATIONS.
....	ʒ ß à ij.	....	Acide benzoïque, gr v à ʒ ß en bols ou pil. La teinture de benjoin étendue d'eau forme le *lait virginal*.
....	ʒ ß à j.	....	....
....	....	....	....
....	℈j à ʒ ß.	....	....
....	....	....	Employé aussi comme contro-stimulant et émétique. (V. *émétiques*.)

SUBSTANCES.	POUDRES.	TISANES.	SIROPS.	VINS.
Scille.	gr j à x pr.	....	....	℥ ß à j.
Polygala senega.	gr x à ʒ ß.	I. ℥ ß à j.	℥ ß à j.	ʒ ij à ℥ j.
Pariétaire.	....	I. ʒ ij à iv.	....	....
Asperge (racine).	....	D. ℥ ß à j.	(de pointes) ℥ ß à ij.	....
Persil. Ache. Fenouil. (Rac.)	....	D. ℥ ß à j.	....	....
Digitale.	gr 1/4 à gr j ℈ j pr.	I. ou D. ʒ ß à ij.	....	....
Alkékenge (baies).	....	I. ʒ ij à iv.	....	....
Cainça.	gr xv à xl.	D. ʒ j à iij.	....	....
Chiendent	....	D. ℥ ß à j.	....	....

TRAITS.	TEINTURES.	EAUX DIST.	PRÉPARATIONS DIVERSES ET OBSERVATIONS.
1/2 à vj.	x gouttes à ʒ ß.	....	Vinaigre scillitique, ʒ ß à ij. — Oximel scillitique, ʒ ij à ℥ j. — Vin diurétique amer de la Charité, v. f. c.
xij à ʒ ß pr.	ʒ ß à ij.	....	....
j à ʒ j.	....	℥ j à iv.	Suc exprimé, ℥ j à iv.
....	....	....	Sirop des cinq racines ʒ ij à ℥ ij.
....	....	....	....
....	Ethérée ou alcoolique, iv gouttes à ʒ ß.	....	Pommade de scille et de digitale, v. f. c.
....	....	....	....
xv à xx.	ʒ ß à ij.	....	....
ʒ ß à ij.	....	....	Jetez la première eau.

SUBSTANCES.	POUDRES.	TISANES.	SIROPS.	VINS
Colchique (bulbes).	℥j à iv en pilules.	....	ʒ ij à ℥ j.	℈ j à ʒ ß pr. (de semences) xx à xxx gtt. pr.
Nitre.	....	S. ℥ xv à ʒ ij.	....	....
Acétate de potasse.	....	S. ℈ j à ʒ j.	....	....
Acétate de soude.	....	S. ℈ j à ʒ j.	....	....
Sous-carbonate de potasse.	....	S. ℥ xv à ʒ j.	....	....
Sous-carbonate de soude.	....	S. ℥ xv à ʒ j.	....	....
Savon médicinal.	ʒ ß à j en pil.	....	....	....
Urée.	℥ xv à xxx.	....	....	....

Les eaux de Vichy et de Seltz sont encore employées

:TRAITS.	TEINTURES	EAUX DIST.	PRÉPARATIONS DIVERSES ET OBSERVATIONS.
....	xv à xxv gouttes.	....	Vinaigre de colchique, ʒ ij à ℥ ß pr. — Oximel de colchique, ʒ ij à ℥ j pr.
....	....	....	....
....	....	....	....
....	....	....	....
....	....	....	Bi-carbonate. (Mêmes doses que le sous-carbonate.
....	....	....	Bi-carbonate de soude, *idem*.
....	....	....	....
....	....	....	....

mme diurétiques.

SUBSTANCES.	POUDRES.	APOZÈMES.	SIROPS.	VINS.
Ipécacuanha.	℥ xij à ℈ j dans ℥ iv d'eau, pour 3 doses.	....	ʒ ij à ℥ ij.	℥ ß à ij
Emétine.	gr 1/8 à j.	....	ʒ ij à iv.	....
Violette (racine).	℈ ij à ʒ j.	....	....	....
Emétique.	gr j à iij dans 2 verres d'eau.	....	....	℥ j à ij.
Kermès minéral.	gr iv à vj dans eau ℥ iv.	....	....	....
Sulfate de zinc.	gr x à xx.	....	....	....

Le sulfure d'antimoine était autrefois employé comme ém-
métique : aujourd'hui M. Biett en retire de bons effets dan
le traitement des maladies cutanées. Il entre dans les table

TRAITS.	TEINTURES.	EAUX DIST.	PRÉPARATIONS DIVERSES ET OBSERVATIONS.
....	℥ ß à ij.	....	Tablettes n° iv à x.
....	....	....	Pastilles vomitives de Magendie, v. f. c.
....	....	....	D. ʒ ij à iij dans eau ℥ vj réduite à ℥ iv.
....	....	....	Comme contro-stimulant de g̃ iv à ℈ j, et même ℈ ij, dans les 24 heures.
....	....	....	Comme contro-stimulant, g̃ ij à xxx pr.
....	....	....	....

antimoniales de Kunkel, qui se donnent de n° 4 à n° 6 jour (v. f. c.)

SUBSTANCES.	POUDRES.	APOZÈMES.	SIROPS.	VINS.
Casse brisée.	....	M. ʒ j à ij pour eau ℔ j.	....	....
Tamarin (pulpe).	....	D. ℥ ß à ij.	....	....
Manne.	....	....	....	....
Huile de ricin.	....	....	....	....
Pruneaux.	....	D. q. s.	....	....
Roses pâles.	....	I. ʒ j à ij.	℥ ß à ij.	....
Pêcher (fl.)	....	I. ʒ ij à iv.	℥ ß à ij.	....
Mercuriale.	....	....	....	....
Miel.	....	S. ℥ j à ij.	....	....
Crême de tartre.	....	....	....	....
Magnésie calcinée.	ʒ j à ℥ ß.	....	....	....

…TRAITS.	TEINTURES.	EAUX DIST.	PRÉPARATIONS DIVERSES ET OBSERVATIONS.
....	....	....	Pulpe de casse, M. ʒ ij à iv pour eau ℔ j. — Conserve de casse, ʒ ij à ℥ j.
....	....	....	....
....	....	....	℥ ß à ij pour eau ℥ iv.
....	....	....	℥ ß à ij dans du bouillon, etc. — Potion purgative, v. f. c.
....	....	....	....
…j à ʒ ij.	....	....	....
....	....	....	....
....	....	....	Lavem. D. ʒ ij à iv. Miel mercurial ℥ j à jv.
....	....	....	....
....	....	....	℥ ß à j dans eau ℥ vj.
....	....	....	Comme anti-acide gr vj à ʒ ß. — Pastilles de magnésie, v. f. c.

SUBSTANCES.	POUDRES.	APOZÈMES.	SIROPS.	VINS.
Magnésie carbonatée.	ʒ ß à ij en pil. ou dans une pot.	....	....	....
Émétique.	....	(Émétique en lavage.) S. ℥ 1/2 à j dans bouillon aux herbes ℔j.	....	....
3°. *CATHARTIQUES.*				
Séné.	℈ j à ʒ ij.	....	℥ ß à j.	....
Rhubarbe.	Tonique, ℥ x à xv. Purgatif, ʒ ß à ℥ ß.	I. ʒ j à ij.	℥ ß à j.	℥ ß à ij..
Gratiole.	....	D. ʒ ij à iij.	....	....
Nerprun.	....	....	℥ ß à ij.	....

...TRAITS.	TEINTURES.	EAUX DIST.	PRÉPARATIONS DIVERSES ET OBSERVATIONS.
....	....	....	....
....	....	....	....

3°. *CATHARTIQUES.*

...TRAITS.	TEINTURES.	EAUX DIST.	PRÉPARATIONS DIVERSES ET OBSERVATIONS.
....	ʒ ß à ij (peu employé).	....	Pour julep : séné ʒ ij à iv, eau ℥ vj. — Lav. ʒ iij à iv. — Tis. royale et petit lait de Weisse, v. f. c.
...j à ʒ j.	ʒ ß à ij.	....	Tablettes, v. f. c. — Sirop de chicorée composé, v. f. c.
....	....	....	Lavement, ℥ ß à j.
....	....	....	Rob : ʒ ß à ij.

SUBSTANCES.	POUDRES.	APOZÈMES.	SIROPS.	VINS.
Sulfate de soude, de potasse, de magnésie, sous-phosphate de soude, tartrate de potasse neutre, tartrate de potasse et de soude.	....	℥ ß à ij pour bouillon de veau, etc., ℔j.	....	....
Calomélas.	g̃ v à xv.	....	....	....

EAUX MINÉRALES PURGATIVES.

Eaux thermales.

Eaux de Plombières, 3 ou 4 verres le matin, et en bains
— de Luxeuil, *id.* *id.*
— de Balaruc, on les administre par verrées jusqu'à eff purgatif. Se donnent en bains, douches, etc.
— de Bagnères-Bigorre, *id.* *id.*

TRAITS.	TEINTURES.	EAUX DIST.	PRÉPARATIONS DIVERSES ET OBSERVATIONS.
....	....	....	Ils entrent dans les juleps purgatifs ou *médecines*, à la dose de ʒ j à ℥ ß.
....	....	....	....

EAUX MINÉRALES PURGATIVES.

Eaux thermales. (Suite.)

aux de Néris, 2 ou 3 verres le matin. Se donnent aussi en bains.

Eaux froides.

— de Sedlitz, d'une demi à deux bouteilles par jour.
— d'Epsom, *id.* *id.*
Eau de mer, d'un demi-verre à un verre.

14.

4°. *DRASTIQUES.*

SUBSTANCES.	POUDRES.	APOZÈMES.	SIROPS.	VINS.
Huile de croton tiglium.	....	....	....	....
Huile d'épurge.	....	....	....	....
Scammonée.	gr j à vj pr.	....	ʒ j à iv.	....
Aloès succotrin.	gr v à x.	....	....	....
Gomme gutte.	gr j à iv.	....	....	....
Coloquinte.	gr iv à ℈ j.	....	....	℥ j à ij.
Jalap.	gr xv à ʒ ß.	....	℥ ß à j.	....

La bryone, les ellébores, l'agaric blanc, l'euphorbe, sont encore rangés au nombre des substances drastiques, mais ils

4e. *DRASTIQUES.*

XTRAITS.	TEINTURES.	EAUX DIST.	PRÉPARATIONS DIVERSES ET OBSERVATIONS.
....	....	....	j à iij gouttes dans une cuil. de bouillon ou sur un morceau de sucre.
....	....	....	viij à xv gouttes. (Rarement employée.)
....	x gtt. à ℈ j.	....	Pil. de Belloste, v. f. c.
....	x gouttes à ʒ ß.	....	Pil. écossaises, v. f. c.
....	....	....	*Idem.*
ij à ℈ j.	iv gouttes à ℈ j.	....	Pommade purgative de Chrestien, v. f. c.
....	T. de jalap composée, (v. f. c.) ʒ ij à iv.	....	Résine de jalap, gr ij à x.

it peu employés.

5°. *ANTHELMINTIQUES.*

SUBSTANCES.	POUDRES.	APOZÈMES.	SIROPS.	VINS.
Mousse de Corse.	ʒ j à iij.	....	℥ j à ij.	....
Fougère mâle.	ʒ j à iij.	D. ʒ ij à ℥ ß.	....	....
Grenadier (racine).	....	M. ou D. ℥ ij pr eau ℔ ij qu'on réduit à ℔ j	....	....
Semen contrà.	gr. xx à ʒ ij incorporée dans du miel.	I. ʒ ij à iij dans eau, vin ou lait.	....	....
Absinthe maritime.	....	D. ʒ ij à ℥ j.	....	....
Tanaisie.	ʒ j à iij.	I. ʒ ß à ij.	....	....
Etain.	ʒ ß à ij. en bols ou pilules.	....	....	....
Hydro chlorate d'étain.	gr. ij à x.	....	....	....

5°. *ANTHELMINTIQUES.*

[EX]TRAITS.	TEINTURES.	EAUX DIST.	PRÉPARATIONS DIVERSES ET OBSERVATIONS.
....	....	....	I. ʒ j à ℥ j dans un verre d'eau ou de lait. — *Gelée*, ℥ ij à iv.
xij à xx.	....	....	....
....	....	....	....
....	....	....	....
....	....	....	....
....	....	℥ j à iv.	....
....	....	....	Bols anthelmintiques de Fouquier, v. f. c.
....	....	....	....

5°. *ANTHELMINTIQUES.* (SUITE.)

SUBSTANCES.	POUDRES.	APOZÈMES	SIROPS	VINS.
Mercure.	....	D. ℔ ß pr ℔j d'eau. On prend de cette décoction ℥ ß à ij.	....	....
Coralline blanche.	℈ j à ʒ j.	I. ʒ j à ℥ j	℥ j à ij.	....

L'ail, la camomille, l'absinthe, les huiles d'olives, de ricin, de pétrole, de naphte, et le calomélas, passent aus

5°. *ANTHELMINTIQUES.*

XTRAITS.	TEINTURES.	EAUX DIST.	PRÉPARATIONS DIVERSES ET OBSERVATIONS.
....	....	....	Pilules de Belloste, v. f. c.
....	....	....	....

ır vermifuges. L'éther sulfurique fait partie du remède de ırdier, contre le tœnia.

SUBSTANCES.	POUDRES.	TISANES.	SIROPS.	VINS.
Cantharides.	℈ 1/2 à iij pr.	....	....	....
Poivre cubèbe.	ʒ ß à ℥ j pr.	....	....	....
Baume de copahu (térébenthine de copahu).	....	....	....	....
Térébenthine.	....	....	....	....

…TRAITS.	TEINTURES.	EAUX DIST.	PRÉPARATIONS DIVERSES ET OBSERVATIONS.
....	℈ iv à x pr.	....	....
....	....	....	Lavement, ʒ ß à ij pour eau ℥ xij. — Bols anti-blennorrhagiques de Velpeau, v. f. c.
....	xx goutt. à ʒ j.	....	Contre la blennorrhagie, ʒ j à iv pendant la journée, dans bouillon, émulsion, etc. — On en fait aussi des pilules avec la magnésie. — Lavem. : copahu ℥ j, jaune d'œuf n. ij., eau ℥ viij. — Pot. de Chopart, v. f. c.
....	....	....	℈ x à ʒ j 2 ou 3 fois par jour, en pil. avec la magnésie ou dans une émulsion. — Térébenthine cuite, ʒ ß à ij en pilules.

SUBSTANCES.	POUDRES.	TISANES.	SIROPS.	VINS.
Seigle ergoté.	g̃r x à xxx.	D. ʒ ß à j pour ℔ ß d'eau.	℥ j à ij.	....
Safran.	g̃r x à ℈ j.	I. ʒ ß à j.	℥ ß à j.	....
Sabine.	g̃r x à ℈ j.	I. ʒ ß à ij.	....	....
Rue.	g̃r x à ℈ j.	Fraiche I. ʒ ß à j. Sèche. I. ʒ j à ij.	....	....
Armoise.	ʒ ß à ij.	I. ʒ ij à iv.	℥ j à ij.	....

Les eaux minérales ferrugineuses, les préparations de fer

XTRAITS.	TEINTURES.	EAUX DIST.	PRÉPARATIONS DIVERSES ET OBSERVATIONS.
....	....	....	Potion obstétricale de Velpeau, v. f. c.
....	℈ j à ʒ j.	....	Electuaire de safran ou confection d'Hyacinthes (v. f. c) ʒ ß à ij.
....	....	℥ j à ij.	Huile essentielle, ij à x gouttes.
....	....	℥ j à ij.	Huille essentielle, ij à x gouttes.
....	....	℥ j à iv.	....

labiées, sont encore employées comme emménagogues.

6°. *VÉSICANS.*

Les substances le plus communément employées com *vésicantes*, sont : le garou, la farine de moutarde, l'amm niaque et les cantharides. L'euphorbe, la renoncule, la ch doine, l'ail, la joubarbe âcre et l'ortie, jouissent aussi mêmes propriétés. Quand ces substances demeurent pend un court espace de temps sur la peau, elles en déterminent *rubéfaction*; lorsque leur contact a été long-temps prolong elles agissent comme vésicantes. Quelques-unes d'entre el ont été administrées à l'intérieur, telles sont : le garou, a été employé comme stimulant et diaphorétique, à la do de 1/4 de grain à 1 grain; les semences de moutarde, à ce de ℨ ij à ℨ iv dans les hydropisies, la chlorose, les constip tions opiniâtres, etc.; l'ammoniaque, qui convient cont l'ivresse à la dose de iij à x gouttes dans un verre d'ea contre le tétanos. les morsures des animaux vénimeux, enfin comme sudorifique à celle de x à xx gouttes dans un v hicule convenable; en dernier lieu, les cantharides do nous avons donné les doses aux spéciaux de l'appareil géni urinaire.

On fait avec garou 4 parties, axonge 10 parties, et ci 1 partie, une pommade épispastique. L'ammoniaque ent dans celle de Gondret, composée d'ammoniaque 2 partie suif et huile d'olives, de chaque, 1 partie. Enfin les canthar des forment la base de l'emplâtre vésicatoire ordinaire, pommades et de taffetas épispastiques.

Le tartre stibié qui, appliqué pendant quelque temps su la peau, détermine le développement de petites pustules est employé à la dose de x à xx g̃, dont on saupoudre l'em plâtre simple. Il entre dans la pommade d'Autenrieth (ém tique, 5 parties, axonge, 16 p.), et dans la pommade stibie des hôpitaux de Paris (émétique, 1 partie, axonge, 8 p.)

7°. *CAUSTIQUES.*

ont employés comme caustiques : la potasse à la chaux, trate d'argent, le deuto-chlorure d'antimoine (beurre timoine), l'oxide blanc d'arsenic, l'oxide rouge de mer-, le sulfate de cuivre, l'acétate de cuivre (vert de gris), nitrate acide de mercure. Quelques-uns de ces pro-s, tels que le nitrate d'argent, l'oxide blanc d'arse- etc., ont été administrés à l'intérieur à la dose de 1/15 rain à 1 grain, progressivement ; mais l'énergie de ces icamens exige dans leur emploi une très-grande pru-ce.

e nitrate d'argent et l'oxide rouge de mercure entrent la composition de pommades qui ont été employées succès dans les ophthalmies. Celle de M. Velpeau est posée de nitrate d'argent ℥ 1/2 à ℥ j, axonge ʒ j. — nmade de Lyon (onguent rosat, 48 parties, oxide rouge mercure, 3 parties). — Pommade de Régent (oxide ;e de mercure, acétate de plomb et camphre pulvérisé, āā rtie ; beurre frais, 18 parties).

TROISIÈME PARTIE.

FORMULES CONSACRÉES.

Notre travail eût été incomplet sans cette troisième partie, qui comprend les principales formules composées par les maîtres de l'art, tant anciens que modernes. Le jeune praticien devra les confier à sa mémoire; elles serviront avec efficacité son inexpérience. Plusieurs de ces formules indiquant la composition d'onguens, de linimens, d'emplâtres, etc., appartiennent au Codex.

Les formules consacrées sont magistrales ou officinales, ce que nous dirons à la tête de chacune d'elles. Il est utile que l'on connaisse cette particularité, car on formulera toujours les médicamens magistraux, tandis qu'on ne formulera point les médicamens officinaux.

1°. *Médicamens destinés principalement à l'usage interne.*

POUDRES.

POUDRES EMPLOYÉES A L'INTÉRIEUR.

Poudre de Dower. (Off.)

℞ Nitrate de potasse... } āā ℥ iv.
Sulfate de potasse... }
Ipécacuanha....... } āā ℥ j.
Opium desséché.... }

Pulv. séparément, et M. A prendre de gr xij à ℈ j comme calmant et sudorifique, dans les rhumatismes, la goutte, les catarrhes, etc.

Poudre pour préparer extemporanément la tisane ordinaire. (Chaussier.) Mag.

℞ Sucre blanc.......... ℥ iv.
Extrait sec de chiendent. } āā ℥ ij.
de réglisse... }
Gomme arabique....... ℥ j.
Nitrate de potasse...... ʒ ß.

Pulv. et M. On en met une cuillerée à café dans un verre d'eau.

Poudre sédative de Wetzler. (Mag.)

℞ Poudre de racine de belladone. ℈ j.
Sucre. . . . . ʒ j.

M. et partagez en 96 prises. On en prendra de 2 à 6 par jour dans la coqueluche.

POUDRES EMPLOYÉES A L'EXTÉRIEUR.

Poudre fumigatoire mercurielle. (Mag.)

℞ Cinnabre artificiel pulvérisé. . } ãã ℥ j.
Encens. . . . . }
De ʒ j à ij par fumigation.

Poudre antipsorique. (Chaussier.) Mag.

℞ Fleurs de soufre. . . . . . . } ãã 2 part.
Acétate de plomb. . . . . . }
Sulfate de zinc. . . . . 1 part.

Délayez une pincée de cette poudre dans de l'huile pour frictions, dans la paume des mains, contre la gale.

Poudre arsenicale du frère Côme. (Off.)

℞ Sulfure rouge de mercure. . ʒ j.
Cendres de vieux souliers . g̃ viij.
Sang-dragon. . . . . g̃ xij.
Oxide blanc d'arsenic. . . . . g̃ xl.

Employée comme escarrotique. On en forme, au moyen de la salive ou d'un peu d'eau, une pâte qui est appliquée sur les parties cancéreuses.

Poudre arsenicale du professeur Dubois. (Off.)

℞ Oxide blanc d'arsenic....... ʒ ß.
Vermillon de Hollande....... ʒ j.
Sang-dragon.............. ʒ ß.

M. Mêmes usages que la précédente.

Poudre de Rousselot (Off.)

℞ Sulfure rouge de mercure... ℥ j.
Sang-dragon.............. ℥ ß.
Oxide blanc d'arsenic....... ʒ ß.

M. Mêmes usages que la précédente.

Poudre sternutatoire. (Cooper.) Mag.

℞ Racine d'ellébore....... }
Feuilles d'asarum..... } āā ʒ j.
de bétoine..... }

M. A prendre par prises comme le tabac.

PILULES.

Pilules anti-syphilitiques. (Dupuytren.) Mag.

℞ Deuto-chlorure de mercure.. ℥ 1/6
Extrait aqueux d'opium..... ℥ 1/2
Extrait de gaïac............. ℥ ij.

Pour une pilule.

On en prendra trois dans la journée, le matin, à midi et le soir, une heure au moins avant le plus proche repas.

Pilules anti-syphilitiques. (Ricord.) Mag.

℞ Deuto chlorure de mercure.. ℥ xij.
Extrait de gaiac........... ʒ j.
Extrait gommeux d'opium... ℥ xij.
Thridace................. ʒ ß.

Pour trente-six pilules.

On en prendra une le matin et une le soir, pendant les six premiers jours; puis une le matin, une à midi et une le soir.

On doit tenir ces pilules dans une bouteille bien bouchée; car exposées à l'air, elles ne tardent pas à se fondre.

Pilules de Belloste. (Off.)

℞ Mercure métallique......		℥ j.
Crême de tartre.........		ʒ jv.
Scammonée............	} ãa ʒ j.	
Jalap.................		
Sirop de sucre..........	q. s.	

Faites des pilules de gr vj. On en prendra de 3 à 6 par jour. Chaque pilule contient 4 grains 1/8 de mercure. Employées le plus ordinairement comme purgatives.

Pilules écossaises. (Anderson.) Off.

℞ Poudre d'aloës..........	} ãa 6 p
de gomme gutte..	

Huile essentielle d'anis, 1 p. Sir. de sucre, q. s. F. S. A. des pilules de gr iv. Employées comme purgatives, à la dose de trois ou quatre.

Pilules de Méglin. (Off.)

℞ Extrait de valériane.....	} ãa ʒ j.
de fumeterre....	
de jusquiame....	
Oxide de zinc..........	

Faites des pilules de gr iij. On les emploie contre les névralgies, de n° j à n° iv, et plus pr.

Pilules asïatiques. (Off.)

Acide arsénieux....... ℈ lxvj.
Poivre noir........... ℥ j et ℈ lxviij.

Pilez dans un mortier de fer pendant longtemps. Quand le mélange sera réduit en poudre impalpable, faites dans un mortier de marbre avec gomme arabique et eau q. s., 800 pilules, dont chaque contient 1/16 de ℈ d'acide arsénieux. On en donne de j à ij au plus par jour dans la lèpre tuberculeuse, quelques dartres lichénoïdes invétérées, etc.

Pilules de cynoglosse. (Off.)

℞ Extrait d'opium............	}	ãã 8 part.
Ecorce de rac. de cynoglosse.	}	
Semences de jusq. blanche..	}	
Poudre de myrrhe........		12 part.
d'oliban...........		10 part.
de castoréum......	}	ãã 3 part.
de safran..........	}	
Sirop de suc de cynoglosse...		20 part.

Faites des pilules de ℈ iv : chacune contient un peu moins de ℈ 1/2 d'opium. Elles sont employées comme calmantes.

Dose : de n° j à n° iij.

Pilules de Bacher. (Off.)

℞ Extrait d'ellébore de Bacher (1).	} aā ℥ j.	
de myrrhe............		
Feuilles de chardon bénit.....		ʒ iij.

M. Abandonnez la masse dans un lieu sec, jusqu'à ce qu'elle soit devenue assez dense pour être divisée en pilules. Faites alors des pilules de gr j. On en donne trois ou quatre par jour dans les hydropisies, etc.

---

(1) Pour préparer l'extrait d'ellébore noir, d'après la méthode de Bacher, prenez deux livres de racine d'ellébore noir mondée et contuse, une demi-livre de sous-carbonate de potasse, et huit livres d'alcool. Mettez ces substances dans un matras que vous placerez sur du sable médiocrement échauffé. Faites digérer pendant douze heures, en remuant de temps en temps. Passez et exprimez, puis versez sur le résidu huit livres de vin blanc vieux et de bonne qualité. Faites digérer pendant vingt-quatre heures dans un matras placé sur un bain de sable, passez et exprimez. Laissez reposer la liqueur pendant vingt-quatre heures, décantez-la dès qu'elle sera éclaircie; mêlez-la avec la première, et faites évaporer le mélange à une douce chaleur, jusqu'à consistance d'un extrait. (*Pharmacopée française* de Ratier et Henri fils).

Pilules de strychnine. (Magendie.) Mag.

℞	Strychnine.............	gr ij.
	Conserve de roses.......	ʒ ß.

Pour vingt-quatre pilules.

On en donne une soir et matin, et plus progressivement.

BOLS.

Bolus ad quartanam. (Mag.)

℞	Quinquina pulvérisé......	℥ j.
	Carbonate de potasse.....	ʒ j.
	Émétique................	gr xvj.
	Sirop simple............	q. s.

Pour soixante bols, à prendre dans les vingt-quatre heures, contre les fièvres intermittentes.

Bols anti-blennorrhagiques. (Velpeau.) Mag.

℞	Cubèbe en poudre........	ʒ vj.
	Copahu..................	ʒ ij.
	Magnésie calcinée........	q. s.

Pour trente-six bols, à prendre en un jour.

Bols anthelmintiques. (Fouquier.) Mag.

℞	Étain granulé porphyrisé....	℥ j.
	Extrait d'armoise...........	āā ʒ j.
	Poudre de jalap.............	āā ʒ j.
	Sirop de chicorée composé..	q. s.

Pour douze à quinze bols, qu'on prendra dans la journée de demi-heure en demi-heure.

TABLETTES ET PASTILLES.

Tablettes de D'Arcet, ou pastilles de Vichy. (Off.)

℞ Bicarbonate de soude. . . . . . 1 part.
Sucre. 19 part.
Mucilage . . . . q. s.

Aromatisez à volonté. Ces pastilles sont employées pour faciliter les digestions et contre les affections des reins et de la vessie, occasionnées par la présence d'un calcul.

Tablettes antimoniales de Kunkel. (Off.)

℞ Sulfure d'antimoine. . . . . . 16 part.
Amandes douces. . . . . 32 part.
Petit cardamome. . . . . 16 part.
Cannelle. . . . . 8 part.
Sucre. . . . . 150 part.
Mucilage. . . . . q. s.

Faites des tablettes de ℥xij. On les administre de n° 4 à n° 6 dans les maladies cutanées et les rhumatismes.

Tablettes d'Ipécacuanha. (Off.)

℞ Ipécacuanha. . . . . 4 part.
Sucre. 160 part.
Mucilage. . . . . q. s.

Faites des tablettes de ℥xij. Employées pour faire vomir les enfans, dans la coqueluche, etc.

Tablettes de Rhubarbe. (Off.)

℞ Rhubarbe.................. 1 part.
Sucre..................... 10 part.
Mucilage.................. q. s.

Pour des tablettes de ℈ xij.

Tablettes Martiales (Off.)

℞ Fer porphyrisé............ 4 part.
Cannelle.................. 1 part.
Sucre..................... 40 part.
Mucilage.................. q. s.

Pour tablettes de ℈ xij. Elles sont toniques et emménagogues.

Tablettes de chlorure de chaux, contre la fétidité de l'haleine. (Off.)

℞ Chlorure de chaux........ 7 part.
Sucre vanillé............. 3 part.
Mucilage.................. q. s.

Pour tablettes de ℈ xv à xviij. Deux ou trois suffisent pour dissiper l'odeur de l'haleine.

Pastilles vomitives (Magendie.) Mag.

℞ Emétine................... ℈ xxxij.
Sucre..................... ℨ ij.
Mucilage.................. q. s.

Faites des pastilles de ℈ xviij. Une de ces pastilles suffira pour les enfans, et 3 ou 4 suffiront pour les adultes.

Pastilles de soufre. (Off.)

℞ Soufre lavé . . . . 1 part.
Sucre . . . . 8 part.
Mucilage . . . . q. s.

Employées dans les maladies cutanées.

Pastilles de Cachou. (Off.

℞ Cachou . . . . 1 part.
Sucre . . . . 4 part.
Mucilage . . . . q. s.

Employées comme astringentes.

Pastilles de Magnésie. (Off.)

℞ Magnésie calcinée . . . . 1 part.
Sucre . . . . 8 part.
Mucilage . . . . q.s.

Employées comme absorbantes.

Pastilles d'acide oxalique. (Off.)

℞ Acide oxalique . . . . 1 part.
Sucre . . . . 64 part.
Mucilage . . . . q. s.

Elles sont employées pour éteindre la soif.

Pastilles d'acide citrique et d'acide tartarique. (Off.)

Même composition et mêmes usages.

ÉLECTUAIRES.

Thériaque, électuaire opiacé polypharmaque. (Off.)

Nous renvoyons pour la composition de la thériaque aux Traités de pharmacie. Un gros de ce médicament contient à peu près ℥ ß d'extrait d'opium. On l'administre à la dose de ʒ ß à ʒ ij comme tonique, calmant, sudorifique, etc.

Diascordium. (Opiat astringent.) Off.

Cet électuaire est ainsi nommé à cause des feuilles de scordium qui en font partie. Un gros de ce médicament contient 3/3 de ℥ d'extrait d'opium. On le prescrit à la dose de ℈ j à ʒ j comme calmant, et dans la diarrhée.

Electuaire de safran composé. (Confection d'hyacinthes.) Off.

℞ Terre sigillée..........	}	ãã 48 p.
Pierres d'écrevisses......	}	
Cannelle...............		22 p.
Dictame de Crête.......	}	ãã 3 p.
Santal citrin............	}	
Myrrhe................		4 p.

F. S. A. Une poudre composée.

D'autre part.

℞ Sirop de capillaire...... }
Sucre................. } ãã 125 p.
Miel.................. }

Ajoutez q. s. d'eau pour faire un sirop, et incorporez-y

Safran en poudre....... } ãã 8 p.
Santal citrin pulvérisé... }

Ajoutez les poudres, et aromatisez avec un oléo-saccharum de citron.

Dose : ʒ ß à ij. Stomachique ; astringent.

Electuaire astringent de Barthez. (Mag.)

℞ Conserves de roses rouges.... ℥ iv.
Sirop de Tolu.............. ʒ j.
de pavot blanc........ ʒ ij.

A prendre en bols ou par petites cuillerées dans la diarrhée.

CONSERVES.

Conserve de cynorrhodons. (Off.)

℞ Pulpe des fruits du rosier sauvage (cynorrhodons)...................... 2 part.
Sucre..................... 3 part.

F. S. L. A. une conserve qui est fréquemment employée comme astringente.

APOZEMES.

Décoction blanche. (Mag.)

℞	Mie de pain blanc................	ʒ vj.
	Corne de cerf calcinée et porphyrisée.	ʒ ij.
	Sucre ou sirop de coings..........	℥ j.
	Eau..........................	℔ j.
	Eau de cannelle..................	ʒ ij.

Triturez dans un mortier la mie de pain, la corne de cerf et le sucre; faites ensuite bouillir pendant un quart-d'heure ces substances dans l'eau, passez à travers une étamine, et aromatisez. Ce médicament est très-souvent employé contre la diarrhée.

Tisane de Feltz. (Mag.)

℞	Racine de salsepareille......	℥ ij.
	de squine..........	℥ j.
	Écorce de buis..............	} āā ℥ j ß.
	de lierre............	}
	Colle de poisson............	ʒ vj.
	Sulfure d'antimoine..........	℥ jv.
	Eau......................	℔ xij.

Le sulfure d'antimoine sera renfermé dans un nouet de linge, et on fera bouillir jusqu'à réduction de moitié. On ajoutera, suivant l'indication, du sublimé corrosif. Cet apozème est employé comme anti-syphilitique et comme anti-scrofuleux.

Tisane royale. (Mag.)

℞ Séné	}	āā ℥ iv.
Sulfate de soude		
Anis		
Coriandre		℥ ij.
Cerfeuil récent	}	āā ℥ iv.
Pimprenelle		
Eau		℔ ij.
Citron coupé en tranches		n° 1.

Faites macérer pendant vingt-quatre heures; passez et filtrez. Cet apozème purge très-bien.

Petit lait de Weisse. (Mag.). (1)

℞ Follicules de séné	}	āā ℥ ß.
Sulfate de magnésie		
Fleurs de sureau	}	āā ℥ j.
Sommités d'hypéricum		
de caille lait		
Petit lait clarifié		℔ j.

Faites digérer pendant douze heures, et filtrez. Cette préparation est souvent mise en usage comme anti-laiteuse.

(1) La décoction blanche, la tisane de Feltz, la tisane royale et le petit lait de Weisse, sont tellement connus dans les pharmacies, que le praticien sera dispensé de les formuler.

BOUILLONS.

Bouillon éméto-cathartique. (Mag.)

℞ Sulfate de soude............. ℥ ß.
Tartre stibié................. gr ij.
Bouillon de veau............ ℔ ij.

POTIONS, JULEPS, LOOCHS, MEDECINES, MIXTURES.

Potion purgative ordinaire. (Mag.)

℞ Feuilles de séné mondé.... } ãã ʒ ij.
Sulfate de soude.......... }
Rhubarbe choisie......... ʒ j.
Manne................... ℥ ij.
Eau..................... ℥ vj.

Faites bouillir dans l'eau le séné et la rhubarbe, faites fondre ensuite la manne et le sel. Passez.

Autre. (Mag.)

℞ Huile de ricin récente....... ℥ j.
Jaune d'œuf................ n° 1/2.
Sirop de fleurs d'oranger.... ℥ j.
Eau...................... ℥ ij.

Agitez le jaune d'œuf avec l'huile, ajoutez le sirop, et versez peu à peu l'eau sur ce mélange.

Potion anti-émétique de Rivière. (Mag.)

℞ Carbonate de potasse...... ʒ ß.
Sirop tartarique.......... ℥ j.
Eau................. ℥ iij.
Suc de citron............ ℥ ß.

Le suc de citron ne sera versé dans la potion qu'au moment où elle devra être administrée. Cette préparatiou est préconisée contre les vomissemens.

Potion obstétricale. (Velpeau.) Mag.

℞ Seigle ergoté en poudre..... ʒ j.
Sirop de limon........... ℥ j.
Eau de fleurs d'oranger.... ʒ j.
Eau gommeuse............ ℥ iv.

A prendre de demi-heure en demi-heure, en quatre doses.

Potion de Chopart. Mag. (Voyez pag. 51.)

Potion cordiale. (Codex.) Mag

℞ Confection de safran...... ʒ ij.
Alcoolat de cannelle....... ℥ ß.
Sirop d'œillet........... ℥ j.

Mêlez dans un mortier, et ajoutez

Eau distillée de menthe....... ℥ iij.
de fleurs d'oranger. ℥ iij.

On en prend une cuillerée toutes les demi-heures.

Potion anti-spasmodique. (Codex.) Mag.

℞ Ether sulfurique. . . . . ʒ j.
Sirop de nymphœa . . . . ℥ j.
Eau distillée de fleurs de tilleul. } āā ℥ ij.
de fleurs d'oranger. }

A prendre par cuillerées à café.

Potion contre la coqueluche. (Codex.) Mag.

℞ Ipécacuanha concassé. . . . . . ʒ j.
Follicules de séné. . . . . ʒ ij.

Faites digérer pendant douze heures dans
Eau. . . . . ℥ vj.

Passez et ajoutez
Oximel scillitique. . . . . ℥ j.
Sirop d'hysope. . . . . ℥ j.

Potion stibio-opiacée. (Peysson.) Mag.

℞ Tartre stibié. . . . . gr. j.
Sirop diacode. . . . . ℥ j.
Gomme adragante. . . . . . . gr. xv.
Eau de fleurs d'oranger. . . ʒ j.
Eau . . . . ℥ viij.

Employée souvent avec succès contre les fièvres intermittentes qui ont résisté au sulfate de quinine.

Potion atrophique (Magendie.) Mag.

℞ Hydriodate de potasse...... ʒ ij.
Sirop de guimauve......... ℥ ß.
Eau distillée de laitue...... ℥ iv.
de menthe.... ℥ j.

Une cuillerée matin et soir dans une petite quantité d'eau, contre l'hypertrophie du cœur.

Julep anti-croupal. (Hôpital des Enfans.) Mag.

℞ Emétique............... gr j ß.
Oximel scillitique....... ʒ iij.
Sirop d'ipécacuanha...... ℥ j.
Infusion de polygala..... ℥ iv.

Looch pectoral. (Crême de Tronchin.) Mag.

℞ Beurre de cacao....... ℥ ij.
Sucre blanc........... ʒ iv.
Sirop de Tolu.........
de capillaire...... } ãã ℥ j.

Contre les toux opiniâtres.

Mixture analeptique. (Lewis.) Mag.

℞ Crême de lait.......... ℥ vj.
Jaune d'œuf............ n.o 2.
Sucre pulvérisé......... ℥ j.
Eau distillée de cannelle. ʒ j.

Cette mixture sera administrée avec succès pour réparer les forces abattues par l'excès des plaisirs vénériens.

SIROPS.

Sirop de raifort composé, ou *anti-scorbutique*. (Off.)

℞ Racine de raifort sauvage..	}	āā 96 p.
Cresson..................		
Cochléaria................		
Trèfle d'eau..............		
Orange amère.............		
Cannelle.................		3 p.

Mettez ces substances dans une cucurbite d'étain, et faites digérer pendant deux jours avec

Vin blanc................ 384 p.

Puis distillez jusqu'à ce que vous ayez obtenu de :

Liqueur alcoolique et aromatique. 96 p.

Cette liqueur aromatique, unie à 192 parties de sucre, constitue le sirop anti-scorbutique.

Dose : ℥ ß à ℥ ij.

Sirop de Cuisinier (Off.)

℞ Salsepareille..............		16 p.
Séné.....................	}	āā 1 p.
Fleurs de bourrache.......		
de roses pâles......		
Semences d'anis..........		
Sucre....................	}	āā 16 p.
Miel.....................		
Eau.....................		96 p.

On ajoute au sirop de Cuisinier, une plus ou

moins grande quantité de sublimé corrosif, suivant l'indication.

Dose : ℥ j à ℥ ij.

Sirop de Bellet. (Off.)

℞	Proto-nitrate de mercure........	30 p.
	Faites dissoudre dans eau très-faiblement acidulée..........	200 p.
	Ajoutez cette dissolution à sirop de sucre blanc..............	3000 p.

Lorsque le mélange est fait exactement, aromatisez avec

Ether nitrique alcoolisé.........	10 p.

Cette addition devrait peut-être être supprimée, car elle détermine souvent la précipitation du nitrate mercuriel, et la décomposition de ce sel, que les élémens de l'alcool paraissent réduire en partie. On a proposé l'emploi de l'acétate de mercure au lieu de nitrate. Quant à celui du sublimé, il doit être rejeté tout-à-fait. On doit avoir soin de ne préparer que peu à la fois de ce sirop. (*Pharmacopée française* de Ratier et Henri fils).

Dose : ʒ ij à ʒ jv.

Sirop de chicorée composé. (Off.)

℞ Racine sèche de chicorée......		12 p.
Feuilles sèches de chicorée...		18 p.
de fumeterre..	}	ãã 6 p.
de scolopendre.	}	
Baies d'alkékenge..........	}	

Faites infuser pendant vingt-quatre heures dans eau bouillante........ 320 p.

D'autre part, faites infuser dans eau.............................. 128 p.

Rhubarbe..................		12 p.
Santal citrin................	}	ãã 1 p.
Cannelle....................	}	

Mêlez les deux liqueurs avec sirop de cassonade.................... 288 p.

Ce sirop contient par once ℈j de rhubarbe.

Dose : ℥ ß à ℥ ij, comme purgatif.

TEINTURES, ALCOOLATS.

Teinture d'aloès composée. (Elixir de longue vie.) Off.

℞ Aloès succotrin........		9 p.
Gentiane.............	}	ãã 1 p.
Safran...............	}	
Rhubarbe.............	}	
Agaric...............	}	

Thériaque.	2 p.
Sucre.	8 p.
Cannelle.	1 p.
Alcool à 22°.	500 p.

Cette teinture est tonique et purgative.

Dose : de ʒ ij à ℥ ß.

Teinture de jalap composée. (Eau-de-vie allemande.) Off.

℞ Jalap.	8 p.
Turbith.	1 p.
Scammonée d'Alep.	1 p.
Alcool à 22°.	96 p.

Dose : de ʒ ij à ℥ ß.

Teinture alcaline de gentiane. (Elixir amer de Peyrilhe.) Off.

℞ Gentiane.	8 p.
Carbonate de soude. .	3 p.
Alcool à 22°.	250 p.

Employé comme anti-scrophuleux à la dose de ʒ j à ʒ iv.

Elixir anti-septique. (Chaussier.) Mag.

℞ Quinquina gris.	32 p.
Cascarille.	8 p.
Cannelle.	6 p.

Safran	1 p.
Sucre	75 p.
Vin d'Espagne ou vin muscat.	ãã 250 p.
Alcool à 26°	

Faites une teinture, et ajoutez

Ether sulfurique	3 p.

Dose : de ʒ j à ʒ iv.

Alcoolat de térébenthine composé. (Baume de Fioraventi.) Off.

♃ Térébenthine	32 p.
Résine élémi	ãã 6 p.
Tacamaque	
Succin	
Galbanum	
Myrrhe	
Girofle	ãã 3 p.
Racines de galanga	
de gingembre	
de zédoaire	
Cannelle	
Noix muscade	
Baies de laurier	8 p.
Styrax liquide	6 p.
Alcool à 32°	192 p.

Employé seulement à l'extérieur.

VINS ET VINAIGRES MÉDICINAUX.

Vin de raifort composé, ou *anti-scorbutique*. (Off.)

℞ Racine de raifort sauvage récente..	6 p.
Feuilles fraiches de cochléaria.....	āā 3 p.
de cresson de font..	
de trèfle d'eau.....	
Graines de moutarde...........	
Hydrochlorate d'ammoniaque....	1 p.
Alcoolat de cochléaria.........	3 p.
Vin blanc...................	96 p.

Passez, après huit jours de macération.

Dose : de ℥ j à ℥ iv.

Vin diurétique amer de la Charité. (Corvisart.) Off.

℞ Ecorce de Winter........	āā 4 p.
de quinquina......	
Cannelle...............	
Racine d'angélique.......	āā 1 p.
Squammes de scille.......	
Baies de genièvre........	
Macis..................	
Feuilles sèches d'absinthe..	āā 2 p.
de mélisse..	
Vin blanc...............	250 p.

Passez, après huit jours de macération.

Dose : de ℥ j à ℥ iv par jour.

Vin d'opium composé. (Laudanum liquide de Sydenham.) Off.

℞	Opium.........	16 p.
	Cannelle........	} ãã 1 p.
	Girofle..........	
	Safran..........	8 p.
	Vin de Malaga..	128 p.

Passez, après quinze jours de macération.

Vingt gouttes de ce laudanum contiennent ℥ j d'opium.

Dose : de v à xx gtt.

Laudanum de Rousseau, ou *vin opiacé préparé par fermentation.* (Off.)

℞	Opium.........	1 p.
	Eau chaude.....	15 p.
	Levure de bière..	1 p.
	Miel blanc.	3 p.

Passez, après un mois de fermentation.

Vingt gouttes de ce laudanum contiennent ℥ iij d'opium.

Dose : de ij à x gtt.

Vinaigre anti-septique, ou *des quatre voleurs*. (Off.)

℞ Sommités sèches.............		
de grande absinthe...		
de romarin.........		
de petite absinthe...		ãã 8 p.
de sauge...........		
de menthe		
de rue.............		
Fleurs sèches de lavande......		
Ail....................		
Racine d'acore odorant........		
Cannelle		ãã 1 p.
Gérofle..................		
Noix muscade..............		
Vinaigre rouge ou blanc......		500 p.

Passez, après quinze jours de macération, et ajoutez

Camphre dissous dans q. s. d'alcool... 2 p.

Acide acétique.................. 2 p.

Conservez dans un flacon bouché à l'émeri. Employé seulement à l'extérieur.

SOLUTIONS.

Solution mercurielle. (Liqueur de Vanswieten.) Mag.

℞	Deuto-chlorure de mercure....	gr viij.
	Alcool à 22°..................	℥ j.
	Eau..........................	℥ xv.

A prendre une, deux ou trois cuillerées par jour pr., dans ℥ iv d'un liquide mucilagineux.

Solution de Fowler. (Hôpital Saint-Louis.) Mag.

℞	Oxide blanc d'arsenic en poudre..............	āā gr lxiv.
	Proto-carbonate de potasse...............	
	Eau distillée..........	℔ ß.

Faites digérer au bain de sable dans un matras, jusqu'à l'entière dissolution de l'oxide; ajoutez après le refroidissement ℥ ß d'alcoolat de lavande et q. s. d'eau pour que la dissolution entière ne pèse qu'une livre.

Dose : de v à xx gouttes, et plus pr.

La solution de Fowler, médicament dont on ne doit se servir qu'avec une grande prudence, a été employée avec succès dans les maladies de la peau, par M. Biett.

Solution de Pearson. (Hôpital Saint-Louis.) Mag.

℞ Arséniate de soude... gr iv.
Eau distillée.. .... ℥ iv.

Dose : de ℈ j à ʒ ß pr. Ce médicament moins énergique que le précédent, est employé dans les mêmes circonstances.

2°. MÉDICAMENS EXTERNES.

CATAPLASMES.

Cataplasme émollient. (Employé dans tous les hôpitaux.) Mag.

℞ Farine de lin.........
Eau ou décoction émolliente............. } āā q. s.

Cataplasme suppuratif. (Mag.).

℞ Feuilles d'oseille contuses.. M. j.
Graisse de porc......... ℥ j.
Farine de lin............. ℥ vj.

Faites cuire dans q. s. de bière.

Cataplasme anti-ophthalmique. (Plenck.) Mag.

℞ Mie de pain blanc.... ℥ ij.
Jaunes d'œuf frais.... n° 2.
Safran en poudre. ... ℈ j.
Lait............... q. s.

Faites cuire, et placez entre deux linges.

Sinapisme ordinaire. (Mag.)

℞ Farine de moutarde...	}	q. s.
Eau...............	}	

Pour donner plus d'activité à ce sinapisme, saupoudrez-le avec du sel ammoniac ; pour le mitiger au contraire, ajoutez-y une plus ou moins grande quantité de farine de lin.

POMMADES.

Pommade contre la teigne. (Alibert.) Mag.

℞ Soude d'alicante pulvérisée.	}	ãã ʒ iij.
Sulfure de potasse en poudre.	}	
Axonge.................		℥ iij.

On en frotte tous les jours la tête des teigneux, et on la couvre ensuite avec du papier brouillard.

Pommade de proto-iodure de mercure. (Biett) Mag.

℞ Proto-iodure de mercure....	ʒ ß.
Axonge..................	℥ j ß.
Essence de bergamotte......	gtt. xv.

Contre les ulcères vénériens consécutifs.

Pommade sulfuro-savonneuse. (Hôpital St.-Louis). Mag.

℞ Soufre lavé............	}	ãã p. égales.
Savon blanc............	}	

Employée en frictions contre la gale.

Pommade oxigénée. (Mag.)

℞ Acide nitrique à 32°.... ʒ vj.
Axonge............... ℥ viij.

F. S. A. une pommade. En frictions, à la dose de ʒ ß à ʒ j, contre la gale, les dartres, etc.

Pommade de nitrate de mercure. (Onguent citrin.) Off.

℞ Mercure............. 8 p.
Faites dissoudre dans
Acide nitrique à 32°... 12 p.
Triturez le nitrate obtenu avec
Axonge. .... 125 p.

En frictions contre la gale, à la dose de ʒ ß à ʒ ij.

Pommade contre les gerçures du mamelon. (Cruveilhier.) Mag.

℞ Axonge.......... ℥ ß.
Baume du Pérou. ... ʒ ß.

On peut y ajouter gr̃ j d'opium brut; dans ce cas on évite de donner le sein à l'enfant.

Pommade de noix de galle composée. (Mag.)

℞ Poudre de noix de galle.... ℥ ij.
Opium pulvérisé.......... ʒ j.
Acétate de plomb liquide... ʒ ij.
Axonge................ ℥ iv.
Cire.................. ʒ ij.

Cette pommade sera employée avec succès contre les brûlures et les hémorrhoïdes.

Pommade de scille et de digitale. (Mag.)

℞ Scille pulvérisée....... ʒ iv.
Digitale pourprée...... ʒ j.
Axonge............... ℥ ij.
Bile de bœuf purifiée.. ℥ j.
Alcoolat de serpolet.... ʒ j.

Pour frictions dans les hydropisies, à la dose de ʒ j à ij, soir et matin.

Pommade d'hydriodate de potasse. (Mag.)

℞ Hydriodate de potasse... ʒ j.
Axonge................ ℥ ij.

En frictions sur les glandes engorgées, etc., à la dose de ʒ ß à j pr. On rend cette pommade plus active en y ajoutant une certaine quantité d'iode, ce qui constitue la pommade d'hydriodate de potasse iodurée.

Pommade mercurielle double. (Onguent napolitain.) Off.

℞ Mercure... } āā part. égales.
Axonge.... }

Pommade mercurielle simple. (Onguent gris.) Off.

℞ Pommade mercurielle double. 25 p.
Axonge.................. 75 p.

Pommade mercurielle opiacée. (Chaussier.) Mag.

℞ Pommade mercurielle double.......... } āā part. égales.
Cérat opiacé....... }

Employée dans la seconde période de la péritonite en frictions, deux ou trois fois par jour, sur l'abdomen.

Pommade de belladone. (Chaussier). Mag.

℞ Extrait de belladone.... ʒ ij.
Eau distillée.......... ℥ ij.

Incorporez dans

Cérat ou axonge....... ℥ ij.

Employée pour dilater le col de l'utérus, à la dose de ʒ j à ij.

Pommade purgative. (Chrestien). Mag.

℞ Coloquinte pulvérisée... ʒ j.
Axonge............... ℥ j.

En frictions sur l'abdomen, à la dose de ʒ ij.

Pommade de pavot, de jusquiame et de belladone.

(Onguent populéum.) Codex. Off.

℞ Bourgeons frais de peuplier. 125 p.

Faites digérer pendant 24 heures dans

Axonge.................... 325 p.

D'autre part, prenez :

Feuilles récentes de pavot.....	ãã 32 p.
de belladone..	
de jusquiame noire.....	
de morelles..	

Pilez ces feuilles, et mélangez-les avec l'axonge et les bourgeons de peuplier. Puis faites bouillir le tout à un feu doux, et agitez de temps en temps pour faire évaporer l'eau. Passez enfin, et exprimez à la presse.

Pommade mercurielle camphrée. (Jadelot.) Mag.

℞ Proto-chlorure de mercure. gr xij.
Camphre................ gr viij.
Tuthie préparée.......... gr xv.
Beurre récent............ ʒ ij.
Beurre de cacao.......... ʒ ß.

Cette pommade, dont on met sur le bord libre des paupières gros comme une tête d'épingle, le soir avant de se coucher, a été souvent suivie de succès dans les ophthalmies scrophuleuses.

Pommades de Garou, de Gondret, d'Autenrieth, pommade stibiée des hôpitaux de Paris. (Voy. Vésicants). Ces pommades sont officinales.

Pommade de Velpeau (Mag.), pommades de Lyon et de Régent. Off. (Voy. Caustiques.)

Pommade de Désault. (Contre les ophthalmies chroniques.) Mag.

℞	Oxide rouge de mercure....	ãã ʒ ij.
	Acétate de plomb cristallisé.	
	Alun....................	
	Oxide de zinc............	
	Deuto chlorure de mercure.	g̃ xxv.
	Axonge................	℥ j ß.

BAUME OPODELDOCH.

Savon de moelle de bœuf ammoniacal camphré. (Off.)

℞	Savon de moelle de bœuf....	16 p.
	Alcool à 36°..............	94 p.
	Camphre.................	12 p.
	Huile essentielle de romarin.	3 p.
	de thym...	1 p.
	Ammoniaque.............	4 p.

Employé en frictions dans les rhumatismes, la goutte, les névralgies, etc.

ONGUENS.

Onguent basilicum ou *suppuratif*, *autrefois tétrapharmacon*. (Off.)

℞ Poix noire..... } āā 1 p.
Cire jaune..... }
Colophane..... }
Huile d'olives.. 4 p.

Onguent styrax. (Off.)

℞ Colophane......... 4 p.
Résine élémi........ } āā 2 p.
Cire jaune......... }
Styrax liquide....... }
Huile de noix...... 3 p.

Employé pour ranimer les plaies blafardes.

Onguent d'Arcœus. (Baume d'Arcœus.) Off.

℞ Térébenthine....... } āā 3 p.
Résine élémi.......... }
Suif de mouton....... 4 p.
Axonge............. 2 p.

Mêmes usages.

Onguent digestif simple. (Off.)

℞ Térébenthine.......		4 p.
Jaune d'œuf........	}	ãã 1 p.
Huile d'hypéricum..	}	

Mêlez ces substances dans un mortier de porcelaine.

Mêmes usages.

Onguent digestif animé. (Hôpitaux de Paris.) Off.

℞ Onguent styrax....	}	ãã 1 p.
d'Arcœus.	}	
Jaune d'œuf.......		n° 1.
Huile essentielle de térébenthine....		4 p.

Mêmes usages.

Onguent solide de ciguë. (Emplâtre de ciguë.) Off.

℞ Poix résine......	960 p.
Cire jaune.......	640 p.
Poix blanche....	448 p.
Huile de ciguë...	128 p.
Feuilles de ciguë fraîche et pilées.	2000 p.

Employé comme calmant et résolutif.

Onguent épispastique. (Emplâtre vésicatoire.) Off.

℞	Poudre de cantharides..	125 p.
	Poix blanche...........	240 p.
	Térébenthine..........	80 p.
	Cire jaune.............	180 p.

Avant d'appliquer cet onguent, on doit avoir soin de le saupoudrer avec de la poudre de cantharides.

EMPLATRES.

Emplâtre diachilon gommé. (Off.)

℞	Emplâtre simple........	48 p.
	Poix blanche...........	6 p.
	Cire jaune.............	ãã 3 p.
	Térébenthine..........	
	Bdellium..............	ãã 1 p.
	Gomme ammoniaque...	
	Galbanum.............	
	Sagapenum...........	

Agglutinatif, suppuratif.

Emplâtre diapalme. (Off.)

℞	Emplâtre simple....	144 p.
	Cire blanche.......	9 p.
	Sulfate de zinc....	4 p.

Employé comme résolutif et détersif, pour cicatriser les ulcères.

Emplâtre de vigo cum mercurio (Off.)

℞	Emplâtre simple..		320 p.
	Cire jaune.......	aã	16 p.
	Poix résine......		

Incorporez dans ce mélange liquefié

Safran.............		3 p.
Myrrhe............		
Bdellium...........	aã	5 p.
Gomme ammoniaque..		

Ajoutez :

Mercure................	96 p.
Térébenthine............	16 p.
Styrax liquide...........	48 p.
Huile essentielle de lavande.	2 p.

Employé comme résolutif dans les engorgemens glandulaires.

Emplâtre brun, ou onguent de la mère (Off.)

℞	Huile d'olives...		500 p.
	Axonge.......	aã	250 p.
	Beurre.......		
	Suif..........		
	Litharge......		
	Cire jaune.....		180 p.
	Poix noire.....		80 p.

Suppuratif.

Emplâtre de Nuremberg. (Off.)

℞ Oxide de plomb rouge.	}	ãã 75 p.
Huile d'olives.	}	
Eau.		q. s.

Faites un emplâtre et ajoutez :

Cire jaune.	125 p.
Camphre.	6 p.

Employé comme dessicatif.

BAINS.

Bain sulfureux et gélatineux. (Dupuytren.) Mag.

℞ Sulfure de potasse.	℥ iv.
Eau commune.	q. s.

Versez dans cette solution

Colle blanche de Flandre.	℔ ij.

Dissoute dans :

Eau bouillante.	℔ x.

Bain aromatique. (Mag.)

℞ Espèces aromatiques. .	℔ ij.

Faites bouillir pendant un quart-d'heure dans

Eau.	q. s.

Ajoutez :

Essence de savon.	℥ iv.
Sel ammoniac.	℥ ij.

Pour un bain.

Bain de pieds sinapisé. (Mag.)

℞ Farine de moutarde.. ℥ iv.
Eau. . . . . q. s.

Bain de pieds alcalin. (Mag.)

℞ Sous-carbonate de potasse. ℥ ij.
Eau. . . . . q. s.

LINIMENS.

Baume tranquille. (Off.)

℞ Feuill. récentes de stramonium.
de morelle.....
de belladone...
de jusquiame...
de nicotiane...
de pavot blanc.. } āā 125 p.

Faites bouillir dans
Huile d'olives. . . . . 3000 p.

Passez avec expression, et versez le produit sur

Sommités sèches de romarin, de sauge, d'absinthe, de rue, d'hysope, de thym, de marjolaine, de menthe, de sureau, d'hypéricum.; āā 32 p.

Laissez macérer pendant un mois. Employé comme calmant.

Liniment volatil camphré. (Plenck.) Mag.

℞ Ammoniaque............ ʒ j.
Camphre................ ʒ ß.
Huile d'amandes douces.. ℥ j.

En frictions contre le rhumatisme, la tympanite, etc.

Liniment contre la brûlure. (Mag.)

℞ Eau de chaux.......... ℥ iv.
Huile d'amandes douces. ℥ ß.

Agitez le mélange dans un flacon.

GARGARISMES.

Gargarisme contre les aphthes et l'angine couenneuse (Mag.)

℞ Infusion de quinquina... ℥ iv
Acide hydrochlorique... gtt. xviij.
Miel rosat.............. ℥ j.

Gargarisme anti-scorbutique. (Mag.)

℞ Infusion amère....... ℥ iv.
Alcoolat de cochléaria. ℥ ß.
Miel rosat........... ℥ j.

COLLYRES.

Collyre sec. (Dupuytren.) Mag.

℞ Sucre candi. . . . .
Tuthie. . . . . } āā p. égales.
Calomélas préparé à la vapeur.

Réduisez en poudre impalpable. Employé contre les taies de la cornée.

Collyre détersif simple. (Mag.)

℞ Eau distillée de roses ou de plantain. ℥ iv.
Sulfate de zinc. . . . . gr. xx.

Collyre de Conrad. (Mag.)

℞ Deuto-chlorure de mercure. . . . . gr. j.
Gomme adragante. . . . . ℈ j.
Laudanum liquide de Sydenham. xviij gtt.
Eau de roses. . . . . ℈ iv.

Employé comme résolutif et calmant dans les ophthalmies rebelles.

Collyre anodin. (Jadelot.) Mag.

℞ Safran. . . . . ʒ j.
Laudanum liquide de Sydenham. . ʒ j.
Eau de lin bouillante. . . . . ℥ iv.

INJECTIONS, LAVEMENS.

Injection irritante. (Mag.)

℞ Pétales de roses rouges . . ℥ j.
Faites infuser dans
Vin rouge. . . . . ℔ j.
Alcool à 36° . . . . ℥ ß.
Employée après l'opération de l'hydrocèle.

Lavement contre la dyssenterie. (Mag.)

℞ Amidon. . . . . ʒ ij.
Eau . . . . ℥ viij.
Laudanum liquide de Sydenham . xv gtt.

Lavement nourrissant. (Mag.)

℞ Gélatine animale. . . ʒ j.
Dissolvez dans
Lait bouillant. . . . . . ℥ iv.
On pourra en donner trois ou quatre par jour.

DENTIFRICES.

Poudre dentifrice. (Mag.)

℞ Poudre de charbon. . . . .
de quinquina. . .
de sucre. . . . . .
} āā p. égales.

QUATRIÈME PARTIE.

VOCABULAIRE.

A

ABSINTHE, sommités fleuries de l'*artemisia absinthium*, corymbifères. Fr. Stimulant, page 120; anthelmintique, page 166. On emploie encore, mais seulement comme anthelmintique les tiges, les feuilles et les sommités fleuries de l'absinthe maritime, *artemisia maritima*, plante d'Europe commune sur les plages maritimes. *Voy*. p. 164.

ACÉTATE D'AMMONIAQUE, *esprit de Mindererus*, *acetas ammoniæ*. Sudorifique, page 140.

ACÉTATE DE CUIVRE, *vert-de-gris*, *verdet*, *acetas cupri*. Caustique, p. 173.

ACÉTATE DE MORPHINE, *acetas morphini*. Narcotique, p. 134. Le sirop contient gr. j d'acétate par once de liquide.

ACÉTATE DE PLOMB NEUTRE, *sel ou sucre de Saturne*, *acetas plumbi crystallinus*. Astringent, page 118. Le sous-acétate de plomb liquide, *sub-acetas plumbi liquidus*, porte le nom d'*extrait de Saturne*.

ACÉTATE DE POTASSE, *terre foliée de tartre*, *acetas potassæ*. Diurétique, pag. 152.

Acétate de soude, *terre foliée minérale, acetas sodæ.* Diurétique, page 152.

Ache, racine de *l'apium graveolens*, ombellifères. Fr. Diurétique, page 150.

Acide borique, *sel sédatif de Homberg*, *acidum boricum.* Tempérant, page 106.

Acide citrique, *acidum citricum.* Se trouve soit libre, soit en combinaison dans un grand nombre de productions végétales, et particulièrement dans les fruits de la famille des hespéridées. Tempérant, page 104.

Acide hydrochlorique, *acide muriatique*, *acidum muriaticum.* Très-étendu d'eau, c'est un tempérant, page 106. Quand il est concentré, il agit comme caustique.

Acide hydrocyanique ou prussique médicinal, *acidum prussicum medicinale.* Narcotique, p. 136. Il est composé d'acide hydrocyanique anhydre de Gay-Lussac, 1 part., et d'eau, 6 part. — On remplacera avec avantage l'eau par l'alcool (acide hydrocyanique alcoolisé). Le sirop *cyanique* contient gr. jv 1/2 d'acide prussique médicinal par once de liquide. On se gardera de confondre le sirop *hydrocyanique* avec le sirop *cyanique*, le premier étant un médicament très-dangereux, et que l'on ne doit point employer. Il contient par gros de liquide gr. viij d'acide prussique concentré.

Acide nitrique, *eau-forte*, *esprit de nitre*, *acidum nitricum.* S'emploie comme l'acide hydrochlorique.

Acide oxalique, *acidum oxalicum.* Il existe dans le suc de plusieurs végétaux, et surtout dans les *rumex* combiné avec la potasse. Etendu d'eau, cet acide est tempérant, p. 104. Concentré et à hautes doses, il agit sur l'économie à la manière des poisons corrosifs. En général, il faut éviter de s'en servir.

Acide sulfurique, *huile de vitriol*, *acide vitriolique*,

acidum sulfuricum. S'emploie comme les acides hydrochlorique et nitrique.

Acide tartarique ou tartrique, *acidum tartaricum.* On le rencontre dans un grand nombre de fruits acides, et principalement dans le raisin. Il est soluble dans l'eau et dans l'alcool. On l'extrait du tartre. Tempérant, p. 104.

Aconit napel. Feuilles et racines de *l'aconitum napellus*, renonculacées. Fr. Narcotique, p. 136. La teinture se fait avec aconit, 1 part., alcool à 22°, 8 part. M. Pallas a découvert dans cette plante une substance alcaloïde qu'il a nommée *aconitine*, et qui paraît être le principe actif de l'aconit napel.

Agaric blanc, *agaric du mélèze, boletus larycis.* Excroissance analogue aux champignons que l'on rencontre sur le tronc du mélèze (*Pinus laryx, conifères*) Fr. Drastique, page 162.

Aigremoine. Feuilles et sommités de *l'agrimonia eupatoria.* Rosacées. Fr. Astringent, page 112.

Ail. Bulbes de *l'allium sativum*, liliacées. Italie, Fr. Anthelmintique, p. 166 ; vésicant, p. 172.

Alkékenge. Baies du *physalis alkekengi*, solanées. Fr. Diurétique, p. 150.

Aloès, *succus aloes.* Suc épaissi des feuilles de plusieurs arbres du genre *aloe*, et particulièrement de *l'aloe perfoliata* et *spicata.* Trois espèces : aloès succotrin, *aloe succotrina;* aloès hépatique ou des *Barbades*, *aloe hepatica ;* aloès caballin, *aloe caballina.* Afrique, Barbade. Drastique, p. 162.

Alun. *Sulfate acide d'alumine et de potasse ou d'ammoniaque, alumen.* Astringent, p. 116.

Amandes douces. Graines de *l'amygdalus communis*, rosacées. Europe. Emollient, p. 102.

Ambre gris, *ambarum cineritium*. Concrétion morbide qui se forme dans les intestins du *catodon macrocephalus*, cétacé. Antispasm., p. 132.

Amidon, *amylum*. Fécule du *triticum sativum*, graminées. Emollient, p. 98.

Ammoniaque liquide, *alcali volatil, esprit de sel ammoniac*, *ammonia*. C'est une solution de gaz ammoniac dans l'eau. Vésicant, p. 172.

Angélique. Rac. et tiges de *l'angelica archangelica*, ombellifères. Fr. Stimulant, p. 122.

Angustures. On désigne sous ce nom deux écorces que l'on peut très-facilement confondre. L'une (angusture vraie) provient du *cusparia febrifuga*, rutacées, arbre de l'Amérique méridionale; elle agit comme amer. L'autre (angusture fausse) provient, suivant MM. Richard et Virey, du *strychnos colubrina*, apocynées. Elle contient de la brucine, et il est très-dangereux de l'employer. Page 110.

Anis. Fruits du *pimpinella anisum*, ombellifères. Europe. Stimulant, page 124.

Armoise. Sommités de *l'artemisia vulgaris*, corymbifères. Europe. Emménagogue, p. 170.

Arnica. Fleurs et rac. de *l'arnica montana*, corymbifères. Indigène. Stimulant, p. 128. D'après MM. Lassaigne et Chevallier, les fleurs de cette plante contiennent une matière vomitive nommée *cytisine*.

Arrow-root, *fecula arrow-root*. Fécule fournie par la racine du *maranta indica*, amomées. Indes-Orientales, Jamaïque. Analeptique, p. 98.

Asperge. Racine de *l'asparagus officinalis*, asparaginées. Fr. Diurétique, p. 150. Elle contient une substance cristallisable nommée *asparagine*.

Assa-Fœtida. Gomme-résine provenant du *ferula assa-fœtida,* ombellifères. Indes. Antispasm., p. 130.

Aunée. Rac. de l'*inula helenium*, corymbifères. Fr., Amer., p. 110.

B

Badiane., *anis étoilé*, *anisum stellatum*. Fruit de *l'illicium anisatum*, magnoliacées. Indes. Stimulant, p. 124.

Baies de genièvre, *baccæ juniperi communis* Le genèvrier appartient à la famille des conifères. Fr. Stimulant, p. 124.

Bardane. Rac. de *l'arctium lappa*, synanthérées. Fr. Sudorifique, p. 138.

Baume de copahu, *oleo-resina copahu*. Cette résine provient du *copaïfera officinalis*, légumineuses. Amériq. mérid. *Voyez* Spéciaux des organes génito-urinaires, p. 168.

Baume du Pérou, *balsamum peruvianum*. Suc du *myroxylon peruiferum*. Légumineuses. Amériq. Expectorant. p. 148.

Baume de tolu, *tolutanum balsamum*. Suc qui découle du *myroxylon toluiferum*. Légumineuses. Amérique. Expectorant, pag. 148.

Beccabunga. Feuilles du *veronica beccabunga*, scrophulariées. Fr. Tonique, amer, p. 108.

Belladone. Feuilles de *l'atropa belladona*, solanées. Fr. Narcotique, p. 134. D'après M. Brande, *l'atropine* est le principe actif de la belladone.

Benjoin, *balsamum benzoïnum* seu *asa dulcis*. Baume retiré du *styrax benzoe*, ébénacées. Indes. Expectorant,

p. 148. Le benjoin contient de l'acide benzoïque, *acidum benzoïcum* seu *flores benzoes*, qui jouit aussi de propriétés expectorantes, p. 149.

Beurre de cacao, *oleum cacao*. Huile fixe extraite des semences du *theobroma cacao*, malvacées. Amérique. Emollient, p. 102.

Bi-carbonate de potasse, *bi-carbonas potassæ*. Diurétique, p. 153.

Bi-carbonate de soude, *bi-carbonas sodæ*. Diurétique, p. 153.

Bistorte. Rac. du *polygonum bistorta*, polygonées. Fr. Astringent, pag. 112.

Bois de campêche, *lignum campechianum*; il provient de *l'hæmatoxylum campechianum*. Arbre de l'Amériq. mérid., légumineuses. M. Chevreul y a découvert une matière colorante rouge, qu'il a nommée *hématine*. Astringent, p. 112.

Bourrache. Fl. du *borrago officinalis*, borraginées. Fr. Emollient, p. 100.

Brucine, *brucinum*. Alcali végétal, principe actif de la fausse angusture. Elle a été découverte par MM. Pelletier et Caventou. Stimulant du système nerveux, p. 128.

Bryone. Rac. du *bryonia dioïca*, cucurbitacées Fr. Drastique, page 162.

C

Cachou, *catechu*. Suc extractif que l'on retire du *mimosa catechu*, légumineuses. Ind. orient. Astringent, p. 114.

Cainça. Rac. du *chiococca racemosa*, rubiacées. Antilles, Florides, Brésil. Diurétique, pag. 150.

Cajeput (huile de), *oleum cajeput*. On la retire des

feuilles du *melaleuca leucadendron*, myrtinées. Asie. Antispasm., p. 132.

CAMOMILLE. On emploie sous ce nom les capitules de *l'anthemis nobilis* (camomille romaine), et celle du *matricaria camomilla* (camomille ordinaire), corymbifères. Stimulant, p. 122 ; anthelmintique, p. 166.

CAMPHRE, *camphora*. Principe immédiat de quelques végétaux, que l'on extrait spécialement du *laurus camphora*, laurinées. Indes. Antispasm., p. 130.

CANNE DE PROVENCE. Rac. de *l'arundo donax*, graminées. Fr. Sudorifique, p. 138.

CANNELLE, *cortex cinnamomi*. Ecorce du *laurus cinnamomum*, laurinées. Indes. Stimulant, p. 122.

CANTHARIDE, *cantharis vesicatoria*, *meloe vesicatorius*. Insecte coléoptère, famille des trachélides. Espagne, Italie, Fr. Vésicant, p. 172. Les cantharides agissent aussi sur les organes génito-urinaires, pag. 168. M. Robiquet a découvert dans les cantharides une substance particulière qu'il a nommée *cantharidine*.

CAPILLAIRE. Sous ce nom on emploie les feuilles de *l'adiantum pedatum* (capillaire du Canada), et celles de *l'adiantum capillus veneris* (capillaire de Montpellier), fougères. Expectorant, p. 146.

CARBONATE D'AMMONIAQUE CRISTALLISÉ, *sel d'Angleterre*, *carbonas ammoniæ*. Stimulant, p. 124.

CARVI. Fruits du *carum carvi*, ombellifères. Fr. Stimulant, p. 124.

CASCARILLE. Ecorce du *croton cascarilla*, euphorbiacées. Amér. mérid. Stimulant, par 122.

CASSE. Fruits ou *gousses* du *cassia fistula*, légumineuses. Afriq., Amériq. Laxatif, pag. 156.

CASTORÉUM. Substance particulière sécrétée par quatre

poches membrâneuses placées entre l'anus et les parties génitales du *castor fiber*, animal de la famille des *rongeurs*, que l'on rencontre dans les régions septentrionales de l'Europe, de l'Asie et de l'Amérique. Antispasm., pag. 132.

Cerises. Fruits du *cerasus vulgaris* seu *prunus cerasus*, rosacées. Fr. Tempérant, p. 107.

Cétine, *blanc de baleine*, *adipocire*, *sperma ceti*. Elle est fournie par le *physeter macrocephalus* ou *cachalot*, cétacées. Emollient, p. 102.

Chamœdrys, *germandrée*, *petit-chêne*. Sommités fleuries du *teucrium chamœdrys*, labiées. Stimulant, page 120.

Chélidoine, *grande éclaire*. Feuilles et tiges du *chelidonium majus*, papavéracées. Fr. Rubéfiant, p. 172.

Chêne (écorce de). Elle provient du *quercus robur*, cupulifères, Richard; amentacées, Jussieu. Astringent, p. 114.

Chicorée sauvage. Feuil. et rac. du *chicorium intybus*, chicoracées. Fr., Tonique, Amer., pag 108.

Chiendent. Rac. du *triticum repens*, graminées. Fr. Émollient, p. 98; diurétique, pag. 150,

Chlorure de soude, liqueur de Labaraque, *chloruretum sodæ*. Stimulant, p. 124.

Citron ou limon. Fruit du *citrus medica*. Aurantiacées. Midi de l'Europe, Indes. Le suc du fruit est tempérant, p. 104; l'huile essentielle de l'épicarpe est stimulante, p. 120.

Cochléaria. Feuil. du *cochlearia officinalis*, crucifères. Fr. Stimulant, antiscorbutique, p. 120.

Coings. Fr. du *pyrus cydonia*, rosacées. Fr. Astringent, p. 112.

Colchique. Bulbes du *colchicum autumnale*, colchicées. Fr. Diurétique, page 152. D'après MM. Pelletier et Caventou, cette plante contient de la *vératrine*.

Colombo, Racine du *menispermum palmatum*, ménispermées. Indes. Amer, p. 110.

Coloquinte. Pulpe du fruit du *cucumis colocynthis*, cucurbitacées. Fr. Drastique, p. 162.

Coquelicot. Pétales du *papaver rhœas*, papavéracées. Narcotique, p. 134.

Coralline blanche ou Coralline de Corse, *corallina officinalis*. Zoophyte du genre *polype*. Corse, Sardaigne. Anthelmintique, p. 166.

Cresson. On emploie sous ce nom les feuilles et les tiges du *sisymbrium nasturtium* (cresson de fontaine), du *lepidium sativum* (cresson alénois), crucifères, et du *spilanthus oleracea* (cresson de Para), corymbifères. Fr. Stimulans, antiscorbutiques, p. 120 et 124.

Croton-tiglium (huile de), *oleum tiglii*. On l'extrait des semences du *croton tiglium*. Euphorbiacées. Iles Moluques. Drastique, p. 162.

Cyanure de potassium, *cyanuretum potassii*. Narcotique, p. 136.

D

Dattes. Fruits du dattier, *phœnix dactylifera*, palmiers. Barbarie, Italie. Emollient, pectoral, p. 102.

Datura stramonium, *pomme épineuse*. Feuilles du *datura stramonium*, solanées. Fr. Narcotique, p. 134.

Deuto-chlorure d'antimoine, *beurre d'antimoine*, *deuto-murias stibii sublimatus*. Caustique, p. 173. L'eau le décompose, et il se forme un sous-hydrochlorate pulvérulent (poudre d'Algaroth) qui se précipite.

Deuto-chlorure de mercure, *sublimé corrosif, deuto-chloruretum hydrargyri. Voy.* Spéc. du syst. absorbant, p. 142.

Deuto-iodure de mercure *deuto-ioduretum hydrargyri. Voy.* Spéc. du système absorbant, p. 144.

Deutoxide de fer, *éthiops martial, æthiops martialis.* Astringent, p. 116; emménagogue, p. 170.

Digitale pourprée. Feuilles du *digitalis purpurea*, scrophulariées. Fr. *Voyez* Spéciaux de l'appareil circulatoire, p. 146; et diurétiques, p. 150.

Douce-amère. Tiges du *solanum dulcamara*, solanées. Fr. Sudorifique, p. 140.

E

Eau de rabel, *acide sulfurique alcoolisé.* Elle se fait avec alcool à 35°, 1 partie, acide sulfurique à 66°, 3 parties. Astringent, p. 118.

Ellébores. On distingue trois espèces d'ellébores: *l'ellébore vert, l'ellébore fétide* et *l'ellébore noir.* La racine de celui-ci est la seule employée en médecine; elle provient de *l'elleborus niger*, renonculacées. Fr. Drastique, p. 162.

Emétine, *emetinum.* Alcali végétal découvert par M. Pelletier dans la racine du *cephœlis ipecacuanha.* Emétique, p. 154.

Emétique, *tartrate acide de potasse et d'antimoine, tartre stibié, tartarus emeticus*, seu *tartras stibii et potassæ.* Emétique, contre-stimulant, p. 154 et 155; vésicant, p. 172; purgatif, p. 158. Une once de *vin émé-*

tique contient un peu plus d'un grain d'émétique. Nous croyons devoir rappeler ici que certaines préparations d'antimoine, telles que l'oxide blanc et le peroxide, sont employées avec succès par M. Trousseau à la dose de deux à trois gros par jour pour combattre les pneumonies.

Épine-vinette. Fruits du *berberis vulgaris*, berbéridées. Fr. Tempérant, p. 107.

Épurge (huile d'), *oleum catapuciæ minoris* seu *oleum euphorbiæ lathyris*. Cette huile est extraite des semences de *l'euphorbia lathyris*. Fr. Drastique, pag. 162.

Etain, *stannum*. Anthelmintique, pag. 164.

Ethers. Produits qui résultent de l'action des acides sur l'alcool. L'éther sulfurique ou hydratique, *æther sulphuricus* seu *vitriolatus*, est le seul employé en médecine. *Voyez* Stimulans diffusibles, p. 126, et Antispasmodiques, p. 132. Anthelmintique, pag. 167.

Euphorbe. Suc concret retiré de *l'euphorbia officinarum*, euphorbiacées. Fr. Vésicant, p. 172; drastique, p. 162.

F

Fécule de pomme de terre. Fournie par les racines tuberculeuses du *solanum tuberosum*, solanées. Originaire d'Amérique. Emollient, p. 98.

Fenouil. Racine de *l'anethum fœniculum*, ombellifères. Fr. Diurétique, p. 150. Les graines sont stimulantes; elles font partie des semences chaudes, p. 16.

Figues. Fruits du *ficus carica*, urticées. Fr. Emollient, pectoral, p. 102.

Foie de soufre, *sulfure de potasse*, *sulphuretum po-*

tassæ. Sudorif., p. 140. Chaque once du sirop contient environ gr. xij de sulfure.

Fougère male. Rac. du *polypodium filix mas*. Fougères, Europe. Anthelmintique, p. 164.

Fraisier. Rac. du *fragaria vesca*, rosacées. Fr. Astringent, p. 112. Les fruits sont tempérans, p. 107.

Framboises. Fruits du *rubus idæus*, rosacées. Fr. Tempérant, p. 107.

Fumeterre. Sommités fleuries du *fumaria officinalis*. Fumariacées. Fr. Tonique, amer, p. 108.

G

Gaiac, *gaiacum officinale*, rutacées. Amériq. mérid. Sudorifique, p. 138.

Galbanum, *gummi-resina galbanum*. Elle provient du *bubon galbanum*. Ombellif. Afrique. Antispasm., p. 132.

Garou. Ecorce du *daphne gnidium* et du *daphne mezereum*, thymélées. Fr. Vésicant, p. 172.

Gentiane. Racine du *gentiana lutea*, gentianées. Fr. Amer, p. 108.

Gentianin, *gentianinum*. Principe actif de la gentiane découvert dans la racine de cette plante, par MM. Henry père et Caventou. p. 108.

Gingembre. Racine du *zingiber officinale*, amomées. Indes. Stimulant, p. 122.

Girofle. Sous les noms de *gérofle*, *girofle*, *clous de girofle*, on emploie les fleurs non épanouies du *caryophyllus aromaticus*, myrtinées. Indes, Antilles, Bourbon. Stimulant, p. 122.

GOMME, *gummi*. Les différentes espèces de gommes qu'on emploie en médecine, sont : 1°. la gomme arabique, fournie par l'*acacia vera* de Willdenow, ou *mimosa nilotica* de Linné, arbrisseau de la famille des légumineuses qu'on rencontre en Arabie et en Egypte ; 2°. la gomme du Sénégal qui est presque toujours substituée à la gomme arabique, et qui est fournie par le *mimosa senegalensis*, légumin. ; 3°. la gomme adragant qui découle des *astragalus gummifer*, *verus*, et *tragacantha*, légum. Orient. Toutes ces gommes sont émollientes, pectorales, p. 98.

GOMME AMMONIAQUE, *gummi-resina ammoniacum*. Suc qui paraît provenir de l'*heracleum gummiferum*, ombellifères. Indes orientales, Afrique. Expectorant, p. 148. Antispasmodique, p. 132.

GOMME-GUTTE, *gummi resina gutta*. Gomme-résine fournie par le *garcinia cambogia*, guttifères. Indes. Drastique, p. 162.

GOMME KINO, *gummi kino*. Gomme-résine provenant du *nauclea gambir*, rubiacées. Indes-Orientales. Astringent, p. 114.

GOUDRON, *pissa*. Mélange d'huile essentielle de térébenthine, de résine, d'huile empyreumatique, de charbon et d'acide acétique. On le retire des troncs de différentes espèces de pins. L'eau de goudron se prépare en faisant macérer dans 32 part. d'eau 1 part. de goudron, et en filtrant. Stimulant, p. 124.

GRANDE CIGUE. Feuill. du *cicuta major*, ombellifères. Fr. Narcotique, p. 136.

GRANDE CONSOUDE. Racine du *symphytum officinale*, borraginées. Fr. Emollient, p. 100.

GRATIOLE, *herbe à pauvre homme*. Feuilles et tiges du *gratiola officinalis*. Fr. Purgatif, p. 158.

Grenadibr, *punica granatum*, myrtinées. Midi de l'Europe, Afrique. Les fleurs non épanouies (balaústi) et l'épicarpe des fruits ou *grenades* sont astringens. pag. 114. La pulpe des fruits est tempérante, p. 107; l'écorce de la racine anthelmintique, p. 164.

Groseilles rouges ou blanches. Fruits du *ribes rubrum*, grossulariées. Fr. Tempérant, par 104.

Gruau, *grutum*. Semences d'avoine (*avena sativa*, graminées) dépouillées de leur enveloppe ou balle florale. La fleur de farine de froment porte encore le nom de *gruau*. Analeptique, p. 98.

Guimauve. Racine, feuilles et fleurs de l'*althæa officinalis*, malvacées Fr. Emollient, p. 100.

H

Houblon. Fruits et sommités fleuries de l'*humulus lupulus*, urticées. Fr. Il contient un principe amer (lupuline). Tonique, amer, p. 108.

Houx, *petit-houx, fragon*. Feuilles du *ruscus aculeatus*, asparaginées. Amer, anti-périodique, pag. 110. La racine fait partie des espèces diurétiques, p. 16.

Huile animale de Dippel, *oleum animale ætherum*. Antispasm., p. 132.

Huile d'olives, *oleum olivæ*. Huile grasse retirée par expression des fruits de *l'olivier*, *olea Europæa*, jasminées. Midi de l'Europe. Emollient, p. 102; anthelminthique, p. 166. Elle sert encore à la préparation d'emplâtres, de linimens, etc.

Hydriodate de potasse, *hydriodas potassæ*. *Voyez* Spéciaux du système absorbant, p. 142.

Hydrochlorate d'ammoniaque, *sel ammoniac*, *hydro-*

chloras ammoniæ. Stimulant, antiscorbutique, p. 124.

Hydrochlorate d'étain, *murias stanni*. Anthelmintique, p. 164.

Hydrochlorate d'or, *hydrochloras auri*, *chloruretum auri*. Antisyphilitique, p. 144.

Hysope. Sommités fleuries de *l'hyssopus officinalis*, labiées. Fr. Expectorant, p. 146.

I

Ichthyocolle, *colle de poisson*, *ichthyocolla*. On la retire de la vessie natatoire du *grand esturgeon*, *accipenser huso*, de l'ordre des chondroptérigiens. Elle est entièrement formée de gélatine. Emollient, p. 102.

Iode, *iodium*. *Voyez* Spéciaux du système absorbant, p. 142.

Ipécacuanha, *radix ipecacuanhæ*. Il en existe trois espèces : 1°. ipécacuanha gris ou annelé, *cephælis ipecacuanha* ; 2°. brun ou strié, *psycotria emetica* ; 3°. blanc ou ondulé, *richardsonia brasiliensis*, rubiacées. Brésil. La première espèce est la seule employée. C'est à l'émétine que les ipécacuanhas paraissent devoir leurs p opriétés vomitives. Emétique, pag. 154.

J

Jalap, *jalapæ radix*. Rac. du *convolvulus jalapa*, convolvulacées. Amérique septentrionale. Drastique, p. 162.

Joubarbe acre, *sedum acre*, crassulacées. Fr. Vésicant, p. 172.

Jujubes. Fruits du *zizyphus communis*, rhamnées. Fr. méridionale. Emollient, pectoral, p. 102.

Jusquiame noire. Feuil. de *l'hyosciamus niger*, solanées. Fr. Narcotique, p. 134. Elle doit ses propriétés à *l'hyosciamine*, découverte par M. Brande.

K

Karabé, *ambre jaune, succin, succinum*. Substance ayant quelque analogie avec les résines, et que l'on rencontre sur les rivages de la mer Baltique. Le sirop de karabé est composé d'une demi-livre de sirop d'opium (contenant g^{r}. j d'extrait d'opium par once), et de g^{r}. xvj d'acide succinique. Celui-ci existe tout formé dans le succin; on l'en extrait par la distillation. Antispasmodique, p. 132.

Kermès minéral, *sous-hydrosulfate d'antimoine*, *kermes minerale*. Emétique, contre-stimulant, p. 154; expectorant, p. 148.

L

Laurier-cerise. Feuilles du *cerasus lauro-cerasus*, rosacées. Fr. Narcotique, p. 134. Cette plante, contenant une assez grande quantité d'acide hydrocyanique, ne devra être administrée qu'avec réserve. Nous devons dire cependant que M. Fouquier a employé son eau distillée à des doses élevées sans en obtenir des effets bien marqués.

Lavande. Sommités fleuries du *lavandula vera*, labiées. Fr. Stimulant, p. 122.

Lichen d'Islande. On emploie sous ce nom toutes les parties du *lichen Islandicus* (*cetraria Islandica*, Richard).

lichenées. Cette substance contient de la fécule, un principe amer, etc. on l'emploie comme tonique, p. 108. Privée de son principe amer, elle est émolliente, p. 102. — Pour lui enlever ce principe, faites macérer pendant 24 heures 16 parties de lichen pulvérisé dans 380 parties d'eau, dans laquelle vous aurez fait dissoudre 1 partie de sous-carbonate de soude, décantez, faites macérer encore dans une semblable solution, et faites sécher : tel est le procédé indiqué par Berzélius.

Lierre terrestre. Feuilles du *glecoma hederacea*, labiées. Fr. Expectorant, p. 146.

Limaille de fer, *ferri limatura*. Astringent, p. 114 ; emménagogue, p. 170. Pour obtenir le *vin chalibé*, faites macérer pendant 6 jours en remuant de temps en temps le mélange, limaille de fer, 1 part., vin blanc, 32 part., puis filtrez.

Lin. Semences du *linum usitatissimum*, linnées. Fr. Emollient, p. 102. La farine de lin, dont on fait journellement des cataplasmes, s'obtient avec les semences, que l'on réduit en poudre grossière.

M

Macis. Arille du fruit du *myristica moschata*, myristicées. Iles Moluques. Stimulant, p. 122.

Magnésie calcinée, *magnesia usta*. On l'obtient en calcinant dans un creuset le sous-carbonate de magnésie. Laxatif, absorbant, p. 156.

Magnésie carbonatée, *sous-carbonate de magnésie, sub carbonas magnesiæ*. Laxatif, p. 158.

Manne, *manna*. Suc concret que l'on retire de plusieurs arbres du genre *fraxinus*, jasminées. Italie, Sicile,

Il en existe trois espèces, la manne *en larmes* (pure), la manne *en sorte* (ordinaire), la manne *grasse* (commune). Elles renferment toutes de la *mannite*, principe découvert par M. Thenard. Laxatif, p. 156.

MAUVE. Fleurs et feuill. du *malva sylvestris*, et *malva rotundifolia*, malvacées Fr. Emollient, p. 100.

MÉLILOT. Sommités fleuries du *melilotus officinalis*, légumin Fr. Emollient, p. 100. Cette plante est plus particulièrement employée en collyre.

MÉLISSE. Sommités du *melissa officinalis*, labiées. Fr. Stimulant, p. 122; antispasmodique, p. 130.

MENTHE POIVRÉE. Sommités fleuries du *mentha piperita*, labiées. Fr. Stimulant, p. 120.

MERCURE, *vif-argent*, *hydrargyrum*. Antisyphilitique, p. 142; anthelmintique, p. 166.

MERCURIALE, *mercurialis annua*, euphorbiacées. Fr. On emploie les feuilles et les extrémités des tiges. Laxatif, p. 156.

MIEL, *mellis*. Sécrétion fournie par les nectaires des fleurs, et élaborée par l'abeille, *apis mellifica*. On distingue dans le commerce trois espèces de miel : celui de Narbonne, celui du Gâtinais et celui de Bretagne. Laxatif, p. 156.

MOLÈNE, *bouillon blanc*. Fleurs et feuilles du *verbascum thapsus*, solanées. Fr. Emollient, p. 100.

MORELLE NOIRE. Feuil. du *solanum nigrum*, solanées. Fr. Narcotique, p. 136.

MOUSSE DE CORSE, *fucus helminthocorton*. Mélange de plusieurs espèces d'algues marines et de fragmens de polypiers. Côtes de la Méditerranée, île de Corse. Anthelmintique, p. 164.

MOUTARDE. Graines du *sinapis nigra*, crucifères. Fr. Stimulant, p. 124 ; vésicant, p. 172.

MURES. Fruits du *morus nigra*, urticées. Midi de l'Europe. Tempérant, et légèrement astringent, page 104.

MUSC, *moschus*. Substance sécrétée par le *moschus moschiferus*. Thibet, Tartarie, Chine, Sibérie. Antispasm., p. 132.

MUSCADE, *nux moschata*. Graine du *myristica moschata*, myristicées. Iles Moluques. Stimulant, page 122.

MYRRHE, *gummi resina myrrha*. Gomme-résine provenant de *l'amyris kataf*, térébenthacées. Arabie. Stimulant, p. 124.

N

NAPHTE (huile de), *naphta*. On ignore le mode de formation de cette substance bitumineuse que l'on trouve en Calabre, etc. Anthelmintique, p. 166.

NERPRUN. Baies du *rhamnus catharticus*, rhamnées. Fr. Cathartique, p. 158.

NITRATE ACIDE DE MERCURE. Sous ce nom on emploie en médecine une dissolution d'une partie de proto-nitrate de mercure cristallisé dans 8 part. d'acide nitrique. Caustique très-énergique, p. 173.

NITRATE D'ARGENT, *nitras argenti*. On emploie sous ce nom le *nitrate d'argent cristallisé*, *nitras argenti cristallinus*, dont on se sert en injection, collyre, pommade, etc., et le *nitrate d'argent fondu*, *pierre infernale*, *nitras argenti fusus*, *lapis infernalis*. Caustique, p. 173.

NITRATE DE BISMUTH, *nitras bismuthi*, antispasmodique,

pag. 132. Ce médicament est employé souvent par M. Trousseau dans les diarrhées chroniques et dans la gastrodynie.

NITRATE DE POTASSE, *nitre*, *salpêtre*, *nitras potassæ*. Diurétique, p. 152.

NOIX DE GALLE, *galla turcica*. Excroissance tuberculeuse développée sur les feuilles de certaines espèces de chênes, à la suite de la piqûre d'un insecte qui appartient au genre cynips, et que Geoffroy a appelé *diplolepis gallæ tinctoriæ*. Fr., Asie. Astringent, p. 114.

NOIX VOMIQUE, *nux vomica*. Fruits du *strychnos nux vomica*, apocinées. Indes, Ceylan, Malabar. Stimulant, p. 128. D'après MM. Pelletier et Caventou, la noix vomique contient de la *strychnine* et de la *brucine*, combinées avec l'acide *igasurique*.

NYMPHŒA, *nenuphar blanc*. Fleurs du *nymphæa alba*, nymphéacées. Fr. Narcotique, p. 134.

O

ŒILLET. Pétales du *dianthus caryophyllus*, caryophyllées. Fr. Antispasmodique, p. 130.

OPIUM. Suc extracto-résineux provenant du *papaver somniferum*, papavéracées. Indes, Arabie. Narcotique, p. 134. Cette substance contient deux bases salifiables, la *morphine* et la *narcotine*, unies à l'acide méconique. C'est aux deux bases dont nous venons de parler que l'opium paraît devoir ses propriétés.

OPOPONAX. Gomme-résine provenant du *pastinaca opoponax*, ombellifères. Orient. Antispasm., p. 132.

ORANGER. Feuil., fleurs, fruits et épicarpe ou *zest* du *citrus aurantium*, aurantiacées. Midi de l'Europe, Indes.

Les feuilles et les fleurs sont antispasmodiques, p. 130; le suc du fruit est tempérant, p. 104; l'épicarpe est stimulant, p. 120.

ORGE. Graines de *l'hordeum sativum*, graminées. L'orge, dépouillée de ses balles ou enveloppes au moyen d'une meule, s'appelle *orge mondé* (hordeum mundatum); l'orge tout-à-fait nue, et réduite en grains sphériques à l'aide de procédés particuliers, porte le nom d'*orge perlé* (hordeum perlatum). Fr. Emollient, p. 98.

ORTIE. Feuil. de l'*urtica urens*, urticées. Fr. Vésicant. p. 172.

OSEILLE. Feuil. du *rumex acetosa*, polygonées. Fr. Tempérant, p. 106.

OXIDE BLANC D'ARSENIC, *acide arsenieux*, *deutoxide d'arsenic*, *oxidum album arsenici*. Caustique, p. 173.

OXIDE DE ZINC, *oxidum zinci*. Antispasm., p. 132.

OXIDE ROUGE DE MERCURE, *deutoxide de mercure*, *precipite per se*, *oxidum hydrargyri rubrum*. Caustique, p. 173.

P

PARIÉTAIRE. Toutes les parties du *parietaria officinalis*, urticées. Fr. Diurétique, pag. 150.

PATIENCE. Rac. du *rumex patientia*, polygonées. Fr. Sudorifique, pag. 138.

PÊCHER. Fleurs du *persica vulgaris*, rosacées. Fr. Laxatif, pag. 156.

PERSIL. Rac. de l'*apium petroselinum*, ombellifères. Fr. Diurétique, pag. 150.

PETITE CENTAURÉE. Sommités fleuries du *chironia Centaurium*, (*erythræa centaurium* Richard) gentianées. Fr. Tonique, Amer, pag. 108.

PÉTROLE, *petroleum*. Mélange de naphte et de bitume asphalte. Fr. Anthelmintique, pag. 166.

PHOSPHORE, *phosphorus*. Stimulant, pag. 128.

PIMENT, *poivre de la Jamaïque*. Fruit du *myrtus pimenta*, myrtinées. Amérique. Stimulant, pag. 124.

PISSENLIT. Feuilles et rac. du *leontodon taraxacum*, chicoracées. Fr. Amer, page 110.

PIVOINE. Rac. du *pæonia officinalis*, renonculacées. Fr. Antispasmodique, pag. 130.

PLANTAIN. Feuil. du *plantago major*, plantaginées. Astringent, page 118.

POIVRE CUBÈBE. Fruits du *Piper cubeba*, pipérinées. Indes; *voy*. Spec. des organes génito-urinaires, pag. 168.

POIVRE NOIR. Fruits du *Piper nigrum*, pipérinées. Indes - Orientales, Amérique, Jamaïque. Stimulant, page 122.

POLYGALA AMER. Rac. du *polygala amara*, polygalées. Fr. Amer, par 110.

POLYGALA SENEGA. Rac. du *Polygala senega*, polygalées. A. Sept. Sudorif., p. 140; diurétique, page 150; expectorant, pag. 146.

POMMES REINETTES. Fruits du *Pyrus malus*, rosacées. Fr. Tempérant, pag. 107.

POTASSE A LA CHAUX, *potasse caustique*, *pierre à cautère*, *hydrate de protoxide de potassium*, *potassa fusa*, *lapis causticus*. Caustique, p. 173.

PROTO-CHLORURE DE MERCURE, *calomélas*, *mercure doux*, *proto-chloruretum hydrargyri*. Cathartique, pag. 160 ; anthelmintique, pag. 166 ; anti-syphilitique, pag. 142.

PROTO-IODURE DE MERCURE, *proto-ioduretum hydrargyri ; voy.* Spec. du syst. absorbant, pag. 144.

PROTO-SULFATE DE FER, *couperose verte*, *vitriol vert*, *sulfas ferri viridis*. Astringent, p. 116.

PRUNEAUX. Fruits desséchés du *prunus domestica*, rosacées. Fr. Laxatif, pag. 156.

Q

QUASSIA AMARA. Bois et écorce de la racine du *quassia amara*, simaroubées. Surinam, Jamaïque. Cette substance contient un principe amer (quassine) très-soluble dans l'eau et l'alcool. Tonique, amer, pag. 108.

QUASSIA SIMAROUBA. Ecorce de la racine du *quassia simarouba*, simaroubées. Amérique. Elle contient de la *quassine*. Amer, pag. 110.

QUININE, *quininum*. Base alcaline découverte par MM. Pelletier et Caventou dans les quinquinas rouge, gris et jaune (*voy*. Quinquinas). Elle est insoluble dans l'eau froide, très-peu soluble dans l'eau bouillante ; elle se dissout au contraire très-facilement dans l'alcool et l'éther. Amer, anti-périodique, pag. 110.

QUINQUINA, *cortex peruvianus*, *kina*. Sous ce nom on emploie l'écorce du *cinchona oblongifolia* (quinquina *rouge*), celle du *cinchona cordifolia* (q. *jaune*), celle du *cinchona condaminea* (q. *gris* ou de *loxa*). Le quinquina *rouge* contient une grande quantité de tannin, 8/1000 de cinchonine, et 17/1000 de quinine. Il est plus particulièrement usité comme astringent et antiseptique. Le quinquina *jaune* ne contient point de cinchonine, mais de la quinine qui s'y trouve dans la proportion d'à peu près 1/100. On l'administre de préférence comme anti-périodique. Le quinquina *gris* contient 1/500 de cinchonine unie à l'acide kinique. Il est employé principalement comme amer. Il existe encore d'autres espèces de quinquinas ; telles sont : le q. *orangé*, qui provient du *cinchona lancifolia* ; le q. *blanc*, fourni par le *cinchona ovalifolia*, etc. On ne s'en sert presque point en médecine. Les quinquinas appartiennent à la famille des Rubiacées. (*Voy*. page 110).

R

Raifort sauvage. Racine du *cochlearia armoracia*, Fr. Stimulant, p. 120.

Raisins secs. Fruits du *vitis vinifera*, vinifères. Les raisins de Damas et ceux de Corynthe sont les espèces les plus estimées. Emollient, p. 102.

Ratanhia. Racine du *krameria triandra*, polygalées. Amérique méridionale. Astringent, p. 112.

Réglisse. Racine du *glycyrrhiza glabra*, légumin. Fr. Emollient, pectoral, p. 100.

Renoncule bulbeuse, *renoncule âcre*, *ranunculus bulbosus*, *acris*. Feuilles et fleurs du *ranunculus acris*, renonculacées. Fr. Rubéfiant, p. 172.

Rhubarbe, *rhabarbarum* seu *rhei radix*. Racine du rheum *palmatum, ondulatum*, etc., polygonées. Chine, Tartarie. Fr. On en distingue trois espèces : la rhubarbe de Chine, celle de Moscovie et la rhubarbe indigène. La rhubarbe de Moscovie est la plus estimée. Les rhubarbes contiennent un principe particulier (rhabarbarin) qui forme avec les acides des composés insolubles. Tonique, purgatif, pag. 158.

Ricin. Semences du *ricinus communis*, euphorbiacées. Indes, Afrique, Midi de l'Europe. L'huile de ricin ou de *palma-christi*, *oleum ex semine ricini*, est très-souvent employée comme laxatif, p. 156, et anthelmintique, p. 166.

Riz. Semences de l'*oriza sativa*, graminées. Amérique, Piémont, Egypte. Emollient, p. 98.

Romarin. Sommités du *rosmarinus officinalis*, labiées. Fr. Stimulant, p. 122.

Ronce. Feuilles du *rubus fruticosus*, rosacées. Fr. Astringent, p. 118.

Roses pales. Fleurs du *rosa damascena*, rosacées. Fr. Laxatif, p. 156.

Roses rouges ou de provins. Pétales du *rosa gallica*, rosacées. Fr. Astringent, p. 112.

Rue. Sommités du *ruta graveolens*, rutacées. Fr. *Voy*. Spéc. des organes génito-urinaires, p. 170.

S

Sabine. Feuilles du *juniperus sabina*, conifères. Fr. *Voy*. Spéc. des organes génito-urinaires, pag. 170.

Safran, *crocus*. Stigmates du *crocus sativus*, iridées. Orient, Midi de l'Europe. Antispasmodique, pag. 130. Emménagogue, pag. 170. Il renferme de la *polychroïte*, matière colorante découverte par MM. Bouillon-Lagrange et Vogel.

Sagapenum, *gummi resina sagapenum*. Cette gomme-résine est fournie par le *ferula persica*, ombellifères. Asie-Mineure. Antispasm., pag. 132.

Sagou, *fecula sagu*. Fécule retirée de la moelle de

plusieurs espèces de palmiers, et particulièrement de celle du *sagus farinifera*. Indes-Orientales. Analeptique, pag. 98.

SALEP. Substance amylacée fournie par l'*orchis mascula*, l'*orchis morio*, l'*orchis bifolia*, orchidées. Asie-Mineure. Analeptique, pag. 98.

SALICINE. Base salifiable découverte dans l'écorce du *salix alba* par M. Leroux, pharmacien à Vitry-le Français. Fébrifuge, pag. 110.

SALSEPAREILLE. Rac. du *smilax salsaparilla*, asparaginées. Indes. Sudorifique, pag. 138.

M. Palotta a découvert dans la salsepareille un principe immédiat qu'il a nommé *pareilline*.

SANG-DRAGON, *resina sanguis draconis*. Gomme-résine fournie par le *pterocarpus draco*, légumineuses. Amérique, Iles de la Sonde. Astringent, pag. 114.

SAPONAIRE. Rac., feuil. et sommités fleuries du *saponaria officinalis*, caryophyllées. Fr. Sudorif., pag. 138.

SASSAFRAS. Ecorce et bois du *laurus sassafras*, laurinées. A. Sept. Sudorif, pag. 138.

SAUGE. Sommités fleuries du *salvia officinalis*, labiées. Fr. Stimulant, page 120.

SAULE, *cortex salicis*. Ecorce du *salix alba*, salicinées. Fr. Tonique et fébrifuge, pag. 110. Elle contient de la *salicine*. (*Voy*. ce mot).

SAVON MÉDICINAL OU AMYGDALIN, *sapo medicinalis*. Diurétique, page 152.

SCAMMONÉE, *gummi resina-scammonium*. Sous ce nom on emploie une gomme-résine fournie par le *convolvulus scammonia* (scammonée d'Alep) convolvulacées ; par le *periploca scammone* (scammonée de Smyrne), apocynées;

par le *cynanchum Monspelliacum* (scammonée de Montpellier ou fausse scammonée), apocynées. Drastique, p. 162.

Scille (bulbes de), *scillæ radices*. Ces bulbes proviennent du *scilla maritima*, liliacées. Fr. Expectorant, page 146, diurétique, page 150.

Seigle ergoté, *ergot de seigle*, *secale calcaratum*. Espèce de champignon qui se développe dans la glume de plusieurs graines céréales, et principalement dans celle du *secale cereale* (seigle). Fr. *Voy*. Spéc. des organes génito-urinaires, page 170.

Semen-contra, *semen contrà vermes*. Semences de l'*artemisia judaïca*, corymbifères. Arabie, nord de l'Afrique. Anthelmintique, page 164.

Séné. Sous ce nom on emploie les feuilles et les fruits (follicules) du *cassia senna*, légumineuses. Dans le commerce on en distingue deux espèces, le séné de la *Palthe*, et le séné de *Tripoli*. Laxatif, page 158. La *cathartine*, substance découverte dans les sénés, par MM. Lassaigne et Feunelle, semble être le principe actif de ces plantes.

Serpentaire de Virginie. Rac. de l'*aristolochia serpentaria*, aristoloches. Amérique. Stimulant, page 122.

Son, *furfur*. Fragmens de la pellicule qui couvre les diverses graines céréales, et plus particulièrement le froment et le seigle. Emollient, p. 102.

Soufre, *sulphur*. Les fleurs de soufre (soufre sublimé, sulfur sublimatum), forme sous laquelle on emploie le soufre à l'intérieur, doivent être préalablement lavées; on les prive ainsi de l'acide sulfureux qu'elles contiennent.

Sous-carbonate de potasse, *sub-carbonas potassæ*. Diurétique, pag. 152.

Sous-carbonate de soude, *alcali minéral*, *sub-carbonas sodæ*. Diurétique, pag. 152.

Sous-phosphate de soude, *sel admirable perlé*, *subphosphas sodæ*. Cathartique, page 160.

Sous-trito-carbonate de fer, *oxide de fer brun*, *rouille*, *safran de Mars apéritif*, *sub-carbonas ferri*. Astringent, page 116. Emménagogue, pag. 170.

Squine. Rac. du *smilax china*, asparaginées. Chine, A. Mérid. Sudorifique, page 138.

Strychnine, *strychninum*. Substance alcaline découverte par MM. Pelletier et Caventou dans la noix vomique et la fève de Saint-Ignace. *Voy.* Spéc. du syst. nerveux, pag. 128.

Sucre, *saccharum*. Principe que l'on rencontre dans un grand nombre de végétaux et qu'on extrait plus particulièrement de la canne à sucre, *arundo saccharifera*, graminées (sucre de canne), de la betterave, *beta vulgaris*, chénopodées (sucre de betterave), et du raisin, fruit du *vitis vinifera*, vinifères (sucre de raisin). Emollient, page 102.

Sulfate de cuivre, *deuto-sulfate de cuivre*, *vitriol bleu*, *couperose bleue*, *sulfas cupri*. Caustique, p. 173.

Sulfate de magnésie, *sel d'epsom*, *sulfas magnesiæ*. Cathartique, pag. 160.

Sulfate de potasse, *sel de duobus*, *sulfas potassæ*. Cathartique, pag. 160.

Sulfate de quinine, *sulfas quinini*. Tonique, anti-périodique, p. 110.

Sulfate de soude, *sel de glauber*, *sulfas sodæ*. Cathartique, page 160.

Sulfate de zinc, *vitriol blanc*, *couperose blanche*, *sulfas zinci*. Astringent, page 118; émétique, pag. 154.

Sulfure d'antimoine, *antimoine cru*, *sulphuretum antimonii*. Emétique, etc., page 154.

Sureau. Fleurs du *sambucus nigra*, caprifoliacées. Fr. Sudorif., page 138.

T

Tabac. Feuilles du *nicotiana tabacum*, solanées. Fr., etc. Narcotique, p. 136.

Tamarin. Pulpe renfermée dans le fruit du *tamarindus indica*, légumin. Indes. Tempérant, p. 104, laxatif, p. 156.

Tanaisie. Sommités et graines du *tanacetum vulgare*, corymbifères. Fr. Anthelmintique, p. 164.

Tapioka, *fecula tapioka*. Fécule que l'on retire de la racine tuberculeuse du *jatropha manihot*, euphorbiacées. Amérique. Analeptique, p. 98.

Tartrate acide ou acidule de potasse, *crème de tartre*, *supertartras potassæ*, seu *cremor tartari*. Tempérant, p. 106; laxatif, p. 156.

Tartrate de potasse et de fer impur, ou *boules de Nancy*; *tartras potassæ et ferri*, seu *globuli tartari martiales*. La *teinture de Mars tartarisée* se fait avec dissolution concentrée de tartrate de potasse et de fer, marquant 32° Baumé 400 part., et alcool 40 part. Le *vin chalibé de Parmentier* se prépare avec vin 32 part., et teinture de Mars tartarisée 1 part. Astringent, p. 116.

Tartrate de potasse et de soude, *sel de seignette*, *tartras potassæ et sodæ*. Cathartique, p. 160.

Tartrate de potasse neutre, *sel végétal*, *tartras potassæ*. Cathartique, p. 160.

Térébenthine, *terebenthina*. Suc qui découle de plusieurs arbres de la famille des conifères. On distingue plusieurs espèces de térébenthine : celle de Bordeaux, celle de Strasbourg, celle de Venise, etc. *Voy*. Spéciaux des organes génito-urinaires, p. 168.

Têtes de pavot, *papaveris capsulæ*. Capsules desséchées du *papaver somniferum*. Fr. Narcotique, p. 134.

Thé. Feuilles desséchées du *thea bohea* et du *thea viridis*, théacées. Chine, Japon. On distingue deux espèces de thés, le *vert* (thé *heyswen*, thé *poudre à canon*), et le *noir* (thé *saoutchon*, thé *péko*). Sudorifique p. 140.

Thridace, *thridax* seu *lactucarium*. Suc fourni par le *lactuca sativa*, chicoracées. Fr. Narcotique, p. 137.

Tilleul. Fleurs du *tilia Europæa*, tiliacées. Fr. Antispasmodique, p. 130.

Tormentille. Racine du *tormentilla erecta*, rosacées. Fr. Astringent, p. 112.

Trèfle d'eau, *ményanthes*. Feuilles et tiges du *menyanthes trifoliata*, gentianées. Fr. Amer, p. 110.

Tritoxide de fer, *oxide de fer rouge*, *colcothar*, *safran de Mars astringent*, *oxidum ferri rubrum*. Astringent, p. 116 ; emménagogue, p. 170.

Tussilage. Fleurs du *tussilago farfara*, corymbifères. Fr. Expectorant, p. 146.

U

Urée, *urea*. Principe constituant de l'urine d'un grand nombre de mammifères. Les expériences de MM. Fouquier et Ségalas ont mis hors de doute l'efficacité de cette substance comme diurétique, p. 152. (Peu usité.)

V

VALÉRIANE. Racine du *valeriana officinalis*, valériaées. Fr. Antispasmodique, p. 130.

VANILLE. Fruit de *l'épidendrum vanilla*, orchidées. mérique méridionale. Stimulant, p. 124. Cette subance contient de l'acide benzoïque.

VÉRONIQUE. Sommités fleuries et feuilles du *veronica ficinalis*, scrophulariées. Fr. Sudorifique, p. 140.

VINAIGRE OU ACIDE ACÉTIQUE NON CONCENTRÉ, *aceum vini, acidum aceticum dilutum*. Cet acide xiste dans un grand nombre de végétaux, et se rme toujours dans la fermentation acide du vin, e la bière, etc., et dans la décomposition par le feu s matières animales ou végétales. (Ac. pyroligneux.) est employé en gargarisme comme astringent, et à extérieur comme réfrigérant. Etendu d'eau il est tempérant, p. 106. On fait respirer la vapeur de l'acide acéque concentré dans les cas de syncope.

VIOLETTE. Fleurs et racines du *viola odorata*, violaées. Fr. Les fleurs sont émollientes et pectorales, p. 100. a racine à fortes doses est émétique et renferme, 'après M. Boulay, une espèce d'émétine indigène qui uit des mêmes propriétés que celle qu'on retire de ipécacuanha.

CINQUIÈME PARTIE.

FORMULAIRE
PRATIQUE.

1°. APOZÈMES.

Apozème diurétique.

℞ Racine de polygala............ } āā ℥ j.
Baies de genièvre concassées }
Faites bouillir pendant une demi-
[h]eure dans :
Eau.......................... ℔ j ß.
Ajoutez :
Sirop simple.................. ℥ ij.
Vin blanc.................... ℥ viij.

Infusion vineuse d'arnica.

℞ Fleurs d'arnica.................. ʒ ij.
Eau......................... } āā ℥ vj.
Vin blanc................... }
Faites infuser, passez et ajoutez :
Sirop d'écorce d'orange........ ℥ j.
Un demi verre toutes les heures.

Apozème astringent.

℞ Racine de grande consoude..... } āā ʒij.
Cachou.................... }

Faites bouillir dans ℔j d'eau, jusqu'à ce qu'il ne reste plus que ℥xij.; ajoutez :

Sirop de coings.............. ℥ij.
Eau de cannelle orgée (1)...... ℥j.

Contre la diarrhée.

Petit lait aluminé.

℞ Alun...................... ʒj.
Petit lait clarifié............. ℔j.
Sirop de gomme............ ℥ij.

Un demi verre toutes les heures, contre la diarrhée chronique, les hémorrhagies, etc.

Apozème contro-stimulant.

℞ Tartre stibié............... gr vj.
Infusion de feuilles d'oranger. ℔j.
Sirop simple............... ℥ij.

---

(1) Pour faire l'*eau de cannelle orgée, aqua cinnamomi hordeata*, on fait macérer ℥jv de cannelle dans 48 onces d'une décoction d'orge, et au bout de trois jours, on distille 36 onces de liquide.

A prendre à la dose d'un demi verre, de deux en eux heures et pendant le jour seulement, contre la neumonie. Si le malade supporte bien l'émétique et la maladie est grave, on augmente la dose de ℥ iij, haque jour, et l'on continue sans interruption pendant la nuit (Laennec).

Décoction blanche, tisane de Feltz, p. 189. Tisane oyale, petit lait de Weisse, p. 190.

2° BAINS.

Bains iodurés (Lugol).

N° 1	℞	Iode....................	ʒij.
		Iodure de potassium......	ʒjv.
		Eau distillée.............	℥ vj.

On verse cette solution dans une baignoire de bois ontenant sept à huit voies d'eau.

La solution n° 2 se compose d'iode ʒij ß, iodure de otassium ʒv, eau distillée, ℥ vj.

N° 3 — Iode ʒiij, iodure de potassium ʒvj, eau distillée ℥ vj.

N° 4 — Iode ʒjv, iodure de potassium ʒviij, eau listillée ℥ vj.

Les bains iodurés sont employés avec avantage par M. Lugol contre les maladies scrofuleuses. Chez les enfants, on remplace les gros d'iode et d'iodure par les scrupules.

Bain gélatineux.

℞	Gélatine purifiée.........	℔j.
	Eau.....................	huit voies.

On fera préalablement dissoudre la gélatine dan q. s. d'eau bouillante, et on versera la solution dan l'eau du bain.

Bain salin et gélatineux.

℞	Sel marin...............	℔j.
	Eau chaude.............	huit voies.

Ajoutez :

	Colle de Flandre........	℔ij.

La colle de Flandre sera préalablement dissout dans q. s. d'eau bouillante. Contre les maladies scrofuleuses.

Demi-bain émollient et calmant.

℞	Racine de guimauve.........	℔ ß.
	Tiges et feuilles de morelle....	℥ jv.
	Têtes de pavot...............	N° 8.

Faites bouillir dans quatre litres d'eau, et versez le décoctum dans le demi-bain.

Bain sulfureux et gélatineux, bain aromatique, p. 215. Bain de pieds sinapisé, bain de pieds alcalin, p. 216.

3° BIÈRES MÉDICINALES.

Bière anti-scorbutique ou sapinette.

℞	Bière....................	℔jv.
	Racine de raifort............	℥ ij.
	Feuilles de cochléaria.......	℥ j ß.
	Bourgeons de sapin..........	℥ j.

Faites macérer pendant deux ou trois jours, puis trez. Contre les scrofules et le scorbut.

Bière purgative.

℞ Bière.......................... ℔ ij.
Jalap.......................... } ãã ℥ij.
Rhubarbe....................... }
Aloès succotrin................ ℥ ß.

Faites macérer pendant deux jours, en agitant de mps en temps le mélange, puis filtrez au papier ·is. Un verre ou deux le matin.

4° BOLS.

Bols contre la chlorose.

℞ Limaille de fer............ ℥ij.
Rhubarbe en poudre....... ℈ ij.
Cannelle pulvérisée........ ℈ j.
Aloès succotrin........... g̃ viij.
Miel...................... q. s.

Pour 24 bols. Un à deux bols par jour, au début; lus tard on augmente graduellement la dose.

Bols de copahu.

℞ Baume de copahu.......... } ãã ℥j.
Magnésie................. }

Pour douze bols à prendre dans la journée.

Autres.

℞ Baume de copahu......... } ãã ℥ ß.
Gomme arabique pulvérisée. }
Poudre de réglisse.......... q. s.

Pour 40 bols à prendre en deux jours.

Nota. Nous devons mentionner ici l'une des préparations les plus avantageuses contre la blennorrhagie, celle que les malades prennent avec moins de répugnance, savoir, les *Capsules gélatineuses* au baume de copahu pur, de M. Mothès (rue sainte-Anne n° 21, à Paris). Les 36 capsules qui composent la boîte renferment ℥ j. de baume de copahu. On en donne six ou huit par jour, et plus progressivement.

Bol stomachique (Trousseau).

℞ Sous nitrate de bismuth...... g̃ x.
Poudre d'yeux d'écrevisses. } ãã g̃ vj.
Magnésie calcinée......... }
Sirop de quinquina......... q. s.

Pour un bol. Un ou deux bols par jour, au commencement du repas, contre les aigreurs et la diarrhée chronique.

Bol laxatif (Chaussier).

℞ Calomélas................. g̃ iij.
Sulfate de magnésie........... g̃ vj.
Sirop de nerprun....... .... q. s.

Pour un bol. Quatre à cinq bols par jour.

Bols astringents.

℞ Extrait de ratanhia.......... ℈ j.
Conserve de roses......... ʒj.
Sirop d'écorce d'orange.... q. s.

Pour huit bols à prendre dans la journée, contre la iarrhée, les hémorrhagies utérines, etc.

Autres.

℞ Alun pulvérisé............ ℥ x.
Cachou.................... ℥ v.
Gomme kino................ ℥ vj.
Conserve de roses.......... q. s.

Pour un bol. Trois ou quatre bols par jour.

Bol anti-métrorrhagique (Trousseau).

℞ Seigle ergoté.............. ℥ x.
Cachou.................... ℥ vj.
Conserve de roses........ q. s.

Pour un bol. Un à quatre bols par jour. Contre la ıétrorrhagie.

Bols anthelmintiques.

℞ Coralline de Corse pulvérisée. } āā ʒ ß.
Semen contrà............... }
Calomélas................... ℥ x.

Pour huit bols à prendre en deux jours.

Bolus ad quartanam, bols anti-blennorrhagiques, bols anthelmintiques, p. 183.

5° CATAPLASMES.

Cataplasme suppuratif.

℞	Cataplasme émollient........	℔ j.
	Onguent basilicum..........	℥ j.

Cataplasme résolutif (Hop. des Enfants).

℞	Savon blanc.............	℥ jv.
	Farine d'orge...........	℥ viij.
	Eau...................	q. s.

Cataplasme anodin.

℞	Poudre de feuilles de jusquiame.	ãã part. égales.
	de ciguë.....	
	Farine de graine de lin.......	

Faites cuire avec q. s. d'eau jusqu'à consistance de cataplasme.

Autre.

℞ Feuilles de ciguë.......... ℥ ij.

Faites bouillir dans :

Lait de vache............. q. s.

Ajoutez à la colature :

Mie de pain............... ℥ iij.

Cataplasme anti-goutteux (Pradier).

℞ Alcool rectifié...............		℔j ß.
Quinquina rouge...........	aā	℥ ß.
Salsepareille.............		
Sauge....................		
Baume de la Mecque........		ʒiij.
Safran....................		ʒij.

On fait dissoudre le baume de la Mecque dans le tiers de l'alcool, on laisse macérer pendant 48 heures les autres substances dans le reste de l'alcool, puis on filtre et on mêle les liqueurs auxquelles on ajoute ℔iij à jv d'eau de chaux.

Le cataplasme est préparé avec q. s. de ce liquide que l'on agite avant de s'en servir, et de la farine de graine de lin.

Cataplasme anti-septique.

℞ Farine d'orge...............	℥ jv.
Quinquina en poudre........	℥ j.
Eau.......................	q. s.

Faites un cataplasme auquel vous ajouterez au moment de l'appliquer :

Camphre pulvérisé......... ʒj.

Employé à l'Hôtel-Dieu contre la pourriture d'hôpital.

Cataplasme émollient, cat. suppuratif, cat. anti-ophthalmique, p. 204. Sinapisme ordinaire, p. 205.

6° COLLUTOIRES.

Liqueur dentifrice (Cruveilhier).

℞ Teinture de quinquina......... ℥j.
Teinture de Mars tartarisée... } āā ʒj.
Laudanum de Sydenham..... }

Cette liqueur s'emploie dans le cas de gencive molles et saignantes, ou ulcérées.

—

Mixture odontalgique (Toirac, chirurg.-dentiste).

℞ Alcool saturé de camphre..... ʒij.
Baume du commandeur....... ℥x.
Teinture d'opium............. gtt. xxx.
Huile essentielle de menthe..... gtt. x.

On trempe dans cette liqueur un petit morceau de coton qu'on introduit dans la dent cariée, et qu'on renouvelle plusieurs fois dans les 24 heures, pour apaiser la douleur.

—

Autre (Toirac).

℞ Teinture concentrée de pyrèthre. ʒj.
Teinture d'opium............ gtt. xv.

Cette préparation agit et doit être employée comme la précédente.

—

Autre.

℞ Ether sulfurique............... ʒiij.
Teinture d'opium............. ʒ.
Huile essentielle de girofle...... gtt. vij.

Elle s'emploie comme la précédente.

La créosote que l'on introduit dans la dent cariée à l'aide d'un pinceau ou d'une petite boule de coton, est encore d'un emploi fort avantageux pour calmer la douleur. On peut aussi, dans ce cas, avoir recours à la solution alcoolique de créosote (créosote 1 partie, alcool 8 parties).

Collutoire de miel rosat et d'acide hydrochlorique, contre les aphthes, p. 113.

7° COLLYRES.

Collyre d'acétate de plomb (Sichel).

♃ Eau distillée............... ℥ j.
Acétate de plomb cristallisé.. gr j à iij.

En instiller deux ou trois gouttes, quatre ou cinq fois par jour, entre les paupières, dans l'ophthalmie catarrhale.

Autre (H.-Dieu).

♃ Infusion de fleurs de sureau... ℥ ij.
Acétate de plomb cristallisé.. gr iij.
Alcool vulnéraire............ ʒj.

Ophthalmie catarrhale chronique.

Collyre de sulfate de zinc (Sichel).

♃ Eau distillée............ ℥ j.
Sulfate de zinc.......... gr j à iij.
Laudanum............... gtt. vj à ℈ j.

Ophthalmie catarrhale.

Autre (H. de Guy, à Londres).

℞	Eau distillée	℥ ij.
	Sulfate de zinc	g̃ v.
	Alcool camphré	ʒ ij.

Ophthalmie catarrhale chronique.

Collyre de sulfate de cuivre (Sichel).

℞	Eau distillée	℥ j.
	Sulfate de cuivre	g̃ j à iij.
	Laudanum	gtt. vj à ℈

Ophthalmie catarrhale.

Collyre de nitrate d'argent (Sichel).

℞	Eau distillée	℥ j.
	Nitrate d'argent cristallisé	g̃ j à ij.

Ophthalmie catarrhale.

Collyre de pierre divine (Sichel).

℞	Eau distillée	℥ j.
	Pierre divine de St. Yves (1)	g̃ j à iij.
	Laudanum	gtt. vj à ℈ j.

Ophthalmie catarrhale.

---

(1) La pierre divine de St. Yves (*pierre ophthalmiqu*

Collyre alumineux (H. S. Antoine).

℞ Eau de roses.......... ℥ j.
Alun.................. ℈ jv à vj.

Collyre de sublimé (Sichel).

℞ Eau distillée.................. ℥ j.
Sublimé corrosif............... ℈ 1/4 à ℈ j.
Laudanum de Sydenham...... gtt. vj à ℈ j.
Mucilage de semences de coings. ʒj.

En instiller deux ou trois gouttes, quatre ou cinq
is par jour, entre les paupières, dans les blépharites
andulaires, et les ophthalmies scrophuleuses non
:compagnées de photophobie.

ılfate de cuivre alumineux) est composée de :

Sulfate de cuivre..........
Nitrate de potasse........ } āā ℥ viij.
Alun.....................

Pulvérisez les trois sels, mêlez les poudres ensemble,
ıites les fondre dans un vase de verre sur un bain de
able, et ajoutez :

Camphre pulvérisé............ ℥ ß.

Cassez en morceaux après le refroidissement.

Autre (H. d'Allemague).

℞ Eau de roses.................. ℥ ij.
Sublimé corrosif............ ℥ 1/2.
Eau distillée de laurier cerise.. ʒ ß.
Mucilage de semences de coings ʒj.
Ophthalmies scrofuleuses.

Collyre de borax (Sichel).

℞ Eau distillée................ } āā ℥ ß.
Eau distillée de laurier cerise.. }
Borax.......................... g vj à xx.
Mucilage...................... ʒj.
M. Sichel prescrit ce collyre au déclin des ophthalmies rhumatismo-scrofuleuses.

Collyre belladonisé (Sichel).

℞ Eau distillée................. ʒij.
Extrait de belladone sans fécule. g xij à ℈ j.
On en instille une goutte entre les paupières, d'heure en heure, ou de deux en deux heures, pour provoquer la dilatation de la pupille.

Collyre sec, col. détersif simple, col. de Conrad, col. anodin, p. 218.

8°. DENTIFRICES.

Poudre dentifrice (Bally).

℞	Poudre de quinquina..........	āā ℥ ß.
	Magnésie calcinée............	
	Corail rouge.................	
	Cannelle.....................	℈ ij

Autre.

℞	Os de sèche pulv............	āā part. égales.
	Poudre de quinquina.......	
	— de myrrhe............	
	Huile essentielle de menthe..	q. s.

Autre.

℞	Crême de tartre.............	℥ j.
	Racine d'Iris de Florence pulv.	℥ ß.
	Poudre de myrrhe..........	āā ʒij
	— de sang-dragon.........	
	Huile essentielle de girofle...	gtt. X.

Voyez encore page 219.

9°. ELECTUAIRES.

Electuaire calmant et tonique. (Récamier).

℞	Poudre de phellandrium aquaticum	℥ ß.
	Extrait de ciguë................	ʒj.
	Sirop de quinquina..............	q. s.

Employé dans la phthisie et dans les catarrhes pulmonaires chroniques. On en prend gros comme un pois le premier jour; les jours suivants, on augmente de la même dose jusqu'à ℈ij.

La thériaque, le diascordium et la confection d'hyacinthes sont encore des électuaires fréquemment employés en médecine (pag. 187). Electuaire astringent de Barthez, pag. 188.

10°. GARGARISMES.

Gargarisme émollient.

℞ Décoction d'orge.........	} āā ℥ jv
Lait de vache............	
Sirop de miel...............	℥ j.

Autre.

℞ Lait chaud....	℥ vj.
Figues grasses fendues......	n°. jv.

Faites macérer les figues dans le lait pendant une ou deux heures et passez.

Gargarisme sédatif.

℞ Décoction d'orge..........	℥ vj.
Extrait gommeux d'opium..	gr vj à viij.

Autre (Maison de santé).

℞ Solution d'amidon..... ℥ vj.
Sirop diacode......... ℥ j.

Gargarisme astringent.

℞ Infusion de roses de Provins.. ℥ vj.
Alun..................... gr xx.
Miel rosat............... ℥ j.

Autre.

℞ Eau.................... ℥ vj.
Sel ammoniac........... ʒ ß.
Sirop de vinaigre...... ℥ j.

Autre (Maison de santé).

℞ Décoction d'orge........ ℥ vj.
Borate de soude......... ʒ j.
Sirop de gomme......... ℥ j.

Autre.

℞ Eau commune........ } āā ℥ iij.
Eau de roses......... }
Eau de chaux........... ℥ ß.
Laudanum............... gtt. xv.
Miel rosat............. ℥ j.

Gargarisme acidulé.

℞	Décoction d'orge................	℥ vj.
	Sirop de mûres ou oxymel simple.	℥ j.

Gargarisme anti-scorbutique. (Hôtel-Dieu).

℞	Infusion de petite centaurée.	℥ vj.
	Teinture de raifort........	℥ ß.
	Miel rosat.................	℥ ij.

Autre.

℞ Feuilles de sauge.......... ℥ j.

Faites bouillir dans :

Vin rouge................ ℥ viij.

Ajoutez à la décoction :

Miel rosat................ ℥ j.
Acide hydrochlorique...... ʒ j.

Autre.

℞	Décoction de quinquina...	℥ vj.
	Vinaigre.................	℥ ß.
	Miel.....................	℥ j.

Gargarisme anti-syphilitique (M. de santé).

℞ Feuilles sèches de ciguë .... ʒij.
Faites bouillir dans :
Eau.................... ℔j.
Ajoutez à la décoction :

Sirop de miel............... ℥ij.
Sublimé corrosif........... gꝛiij.
Laudanum de Rousseau..... ʒß.

Autre (Charité).

℞ Eau distillée............ ℥jv.
Sublimé corrosif........ gꝛij.
Sirop de miel........... ℥ß.

Gargarisme contre les aphthes et l'angine couenneuse, gargarisme anti-scorbutique, p. 217.

11° INJECTIONS.

Injection calmante.

℞ Têtes de pavot........... N° 2.
Tiges de morelle.......... ʒj.
Eau...................... ℔j.

Faites bouillir, puis ajoutez à la décoction :
Extrait gommeux d'opium. gꝛv.

Autre (Trousseau).

℞ Feuilles de belladone...... } āā ℥ ß.
Feuilles et tiges de stramoine }
Eau......................... ℔ j ß.
Réduisez à ℔ j par l'ébullition et ajoutez:
Laudanum de Rousseau........ ʒ ß.
Pour calmer les douleurs utérines.

Injection contre la blennorrhagie (Ricord).

℞ Eau distillée de roses........ ℥ vj.
Acétate de plomb cristallisé.. ℈ j à ij.

Autre.

℞ Eau distillée................ ℥ vj.
Nitrate d'argent cristallisé... gr vj à xx.

Injection chlorurée (H. des Vénériens).

℞ Eau......................... ℥ xij.
Chlorure de soude de Labarraque ℥ ß à j.
Contre les écoulements muqueux du vagin.
Injection irritante, p. 219.

12° LAVEMENTS.

Lavement camphré (Lerminier).

℞ Infusion de camomille... ℔ j.
Camphre.............. ʒ ß à ʒ ij.
Jaune d'œuf............ N° j.

Lavement d'assa-fœtida.

℞ Assa fœtida.................. ʒj à ij.
Jaune d'œuf................ N° j.
Décoction de graine de lin.... ℥ viij.

Lavement opiacé.

℞ Lait de vache tiède........... ℥ vj.
Extrait gommeux d'opium.... gij.
Mucilage de gomme arabique. ℥ j.

Lavement térébenthiné (Récamier).

℞ Huile de térébenthine..... ℥ j.
Jaune d'œuf............... N° j.
Décoction de pavot....... ℔ ß.

Lavement térébenthiné et opiacé.

℞ Térébenthine............ ʒj.
Jaune d'œuf frais........ N° j.

Broyez dans un mortier, et ajoutez :

Thériaque.............. ʒij.

Puis délayez le tout dans :

Lait chaud.............. ℥ viij.

Lavement anti-blennorrhagique (Velpeau).

℞	Décoction de racine de guimauve.	℥ iv.
	Copahu	℥ ß.
	Jaune d'œuf	N° j.
	Extrait gommeux d'opium	gj.
	Camphre	giij.

Autre (Velpeau).

℞	Décoction de guimauve	℥ vj.
	Poudre de cubebe	ʒ vj.

Lavement vermifuge.

℞	Racine de fougère mâle	℥ ß.
	Sommités d'absinthe / de tanaisie	ãã ʒj.

Faites bouillir dans :

Eau	℔ j.

Ajoutez :

Huile de ricin	℥ j.

Contre les ascarides vermiculaires.

Lavement laxatif.

℞ Décoction de lin........ ℔j.
Miel de mercuriale...... ℥ij à jv.

Autre.

℞ Décoction de tamarin.... ℥xij.
Manne grasse.......... ℥ij.
Huile de lin............ ℥j.

Lavement purgatif.

℞ Infusion de séné...... ℥xij.
Sulfate de soude...... ℥ij.
Huile d'olives......... ℥j.

Lavement émollient (Maternité).

℞ Feuilles de mauve.... } ãã ℥ij.
de poirée..... }

Faites bouillir dans :

Eau.................... ℔ij.

Ajoutez :

Huile d'olives............ ℥ij.

—

Lavement astringent (Dupuytren).

℞ Décoction de ratanhia....... ℥ viij.
Extrait de ratanhia.......... ʒj.

—

Lavement astringent et calmant (M. Clément).

℞ Eau.................. ℥ viij.
Extrait de ratanhia...... ʒiij.
Cachou................ ʒij.
Laudanum de Sydenham.. gtt. xx.

—

Autre.

℞ Racine de bistorte....... ℥ ß.
Têtes de pavot.......... N 2.

Faites bouillir dans :

Eau.................. ℔j.

—

Autre.

℞ Ecorce de grenade...... } āā ʒji.
Roses rouges............ }

Faites bouillir dans :

Eau...................... ℔j.

Passez et ajoutez :

Diascordium............... ʒiij.

Lavement diurétique (Fouquier).

℞ Feuilles de pariétaire...... ʒj.

Faites bouillir dans :

Eau.......................... ℔j.

Contre les hydropisies. Vous pouvez y ajouter ʒj à de nitrate ou d'acétate de potasse.

Lavement anisé (Lerminier).

℞ Décoction de racine de guimauve ℥ xij.
Huile essentielle d'anis.......... gtt. vj.

Lavement contre la dyssenterie, lavement nourrissant, p. 219.

13° LINIMENTS.

Liniment calmant.

℞ Huile d'amandes douces....... ℥ j.
Huile essentielle de camomille. ʒij.
Laudanum de Rousseau....... ʒj.

Autre.

Huile d'amandes douces..... ℥ j.
Camphre.................... ʒj.
Laudanum de Rousseau...... ℥ ß.

Liniment résolutif.

℞ Huile camphrée............ ℥ j ß.

Teinture de scille..... de digitale. . de semences de colchique	ãã ℥ ß.

En frictions contre les hydropisies.

Autre (Dupuytren).

℞ Huile de camomille...... ℥ ij.

Teinture de scille. . de digitale.	ãã ʒ j.

Ce liniment s'emploie de la même manière et dans les mêmes cas que le précédent.

Autre (Hôtel-Dieu).

℞ Huile d'olives............. ℥ j.

Ammoniaque.......... Onguent mercuriel doub.	ãã ʒ j.

En frictions, contre les tumeurs syphilitiques.

Liniment calmant et résolutif (Boyer).

℞ Baume de Fioraventi.. Alcool de genièvre.... Eau thériacale.........	ãã ℥ ij.

Huile de girofle........ ʒj.
Laudanum de Rousseau...... ʒiij.

Contre les douleurs rhumatismales, etc.

Autre (Dupuytren).

℞ Huile de lin............ ℥iij.
Savon blanc............ ʒj.
Extrait de jusquiame.... ℈j.

Liniment astringent et calmant.

℞ Huile d'amandes douces.... ℥j.
Laudanum de Rousseau.... ʒij.
Extrait de Saturne......... ℥ß.

Liniment excitant.

℞ Huile d'amandes douces... ℥ij.
Camphre................. ʒj.
Ammoniaque liquide...... ʒjß.
Eau vulnéraire............ ʒij.
Huile essentielle de romarin gtt. xij.

Autre (J. Cloquet).

℞ Alcoolat de romarin.... } ãã ℥j.
Huile camphrée....... }
Ammoniaque liquide....... ʒj.

24.

Autre (Hôtel-Dieu, M. Petit).

℞ Huile essentielle de térébenthine ℥ j.
Ammoniaque liquide.......... ʒj.

Autre (Gendrin).

℞ Baume de Fioraventi..... } ãã ℥ j.
Alcool vulnéraire......... }

Liniment cantharidé (H.-Dieu, M. Honoré).

℞ Alcool camphré........... ℥ ij.
Teinture de cantharides.... ʒ ß.

Liniment volatil.

℞ Huile d'olives............ ℥ j.
Ammoniaque liquide...... ʒj.

M. en agitant le mélange dans une fiole bien bouchée.

Liniment anti-névralgique (Martinet).

℞ Huile de camomille....... ℥ ij.
Huile de térébenthine..... ℥ j.
Laudanum de Sydenham... ʒj.

M. En frictions sur les parties douloureuses.

Autre.

℞ Huile de térébenthine...... ℥iij.
Camphre.................. ʒij.
Huile essentielle de romarin. ʒj.
Ammoniaque............... ʒij.

Liniment éthéré (Récamier).

℞ Huile d'amandes douces.. } aa ℥j.
Ether acétique.......... }
Laudanum de Rousseau...... ℥ß.
Savon médicinal.......... ʒj.

Liniment anti-laiteux (Récamier).

℞ Huile d'olives.......... ℥ij.
Camphre.............. ℥ß.

Pour frictions sur les seins.

Liniment contre les engelures non ulcérées.

℞ Baume de Fioraventi.... } aa ℥j.
Alcool camphré........ }
Acide hydrochlorique........ ʒß.

Liniment contre les engelures ulcérées (Verdé de l'Isle.)

℞ Huile d'amandes douces.. } ãã ℥ j.
Eau de chaux........... }
Laudanum de Rousseau. .... ʒ ß.

Liniment anti-psorique (Jadelot).

℞ Sulfure de potasse......... ℥ j ß.
Savon blanc............... ℔ ß.
Huile de pavot........... ℔ j.
Huile volatile de thym..... ʒ ß.

Autre.

℞ Sulfure de chaux.......... ʒ iij.
Camphre................. ʒ j.
Huile d'amandes douces... ℥ j.

Liniment contre les hémorrhoïdes.

℞ Onguent populéum..... ℥ ij.
Laudanum liquide....... ʒ jv.
Jaunes d'œufs frais...... N° 2.

On en imbibe des bourdonnets de charpie, que l'on applique sur les tumeurs hémorrhoïdales douloureuses.

Autre (Trousseau).

℞ Extrait de datura-stramonium. ℈ ß.
Hydrochlorate de morphine..... g vj.
Jaune d'œufs frais............ N° j.

laume tranquille, p 216. Liniment volatil camphré, ment contre la brûlure, p. 217.

14° LOTIONS ET FOMENTATIONS.

Lotion anti-dartreuse (Alibert).

℞ Eau de roses............. ℥ viij.
Alun.................. ʒiij.
Hydrochlorate d'ammoniaque ʒj.
Solution sulfureuse de Barèges ℈ j.

Autre (Biett).

℞ Sulfure de soude.......... ʒiij.
Savon d'Espagne........... ℥ ß.
Alcool..................... ʒij.
Eau de chaux.............. ℔ j.

Autre (H. St.-Louis).

℞ Sulfure de potasse......... ʒij.
Sous-carbonate de potasse. ʒj.
Eau....................... ℔ j.

Autre (H. St. Louis).

℞ Sous-carbonate de potasse ou de soude ʒj à ij
Eau commune ou eau de son....... ℔j.

Autre (Blaud, de Beaucaire).

℞ Eau.................. ℔j.
Suie.................. deux poignée

Faites bouillir pendant une demi heure, passez ave expression, et employez en lotions, trois ou quatre fo par jour, contre les dartres invétérées, les teignes et l ulcères de mauvais caractère. M. Blaud se sert enco d'une pommade dont nous indiquerons la formu (Voyez Pommades).

Lotion mercurielle (Trousseau).

℞ Sublimé corrosif......... ʒij.
Alcool. q. s. pour la solution.

Ajoutez :

Eau distillée.............. ℥vj.

On en met une à quatre cuillerées à bouc dans une livre d'eau, contre les dartres et le pru des parties extérieures de la génération, chez l'homn et chez la femme.

Lotion anti-psorique (H. St.-Louis).

Liqueur n° 1.

℞ Sulfure de potasse.......... ℥j à ij.
Eau.................... ℔j.

Liqueur n° 2.

Acide hydrochlorique..... ℥j à ij.
Eau...................... ℔j.

Le malade met un verre à liqueur de chacune de
es solutions dans une cuvette à demi remplie d'eau
haude, et à l'aide d'une éponge fine, il lave pendant
ne demi-heure, matin et soir, les parties couvertes
ar l'éruption psorique. Ce remède est peu coûteux,
'a qu'une légère odeur, ne tache point le linge, et
st fort commode à employer en ville.

Autre.

℞ Chlorure de chaux....... ℥iij.
Eau distillée............. ℔j.

Pour lotions sur les parties affectées, deux ou trois
is par jour.

Lotion calmante.

℞ Eau de Goulard.......
Décoction de morelle..
de jusquiame noire
} āā part. égales.

Employée à l'hôpital St.-Louis, pour calmer les dé-
angeaisons occasionées par le prurigo et l'eczéma.

—

Lotion vineuse.

℞ Vin rouge.............. ℔j.
Miel.................. ℥ij.

Employée fréquemment à l'Hôtel-Dieu, comme tonique et résolutive, dans les cas de plaies ou d'ulcères de mauvais aspect.

—

Autre (H. de la charité).

℞ Feuilles de sauge......... ℥j.
Faites infuser dans :
Vin rouge.............. ℔j.

—

Lotion anti-septique (H.-Dieu).

℞ Décoction de quinquina.... ℔j.
Eau-de-vie camphrée...... ℥ß à j.

—

Fomentation savonneuse (H.-Dieu).

℞ Savon médicinal.......... ℥ß.
Eau-de vie.............. ℔j.

Lotion cyanurée (H.-Dieu).

℞ Cyanure de potassium ℥ jv à viij.
Eau distillée......... ℥ j.

Appliquez des compresses trempées dans cette solution sur les parties douloureuses, dans les névralgies.

Fomentation émolliente.

℞ Graine de lin......... ʒ ij.
Feuilles de mauve... ℥ j.

Faites bouillir dans :

Eau.................. ℔ ij.

Fomentation calmante.

℞ Feuilles sèches de morelle... ℥ ij.
Têtes de pavots............ N° 4.

Faites bouillir dans :

Eau..................... ℔ ij.

Eau végéto-minérale (Eau blanche).

℞ Acétate de plomb liquide.. ℥ ß à ij.
Eau...................... ℔ j.

Lotion résolutive.

℞ Infusion de fleurs de sureau... ℥ jv.
Alcool à 32°.................. ℥ j.
Extrait de Saturne.......... }
Laudanum de Sydenham..... } ãã ʒ j.
Teinture de benjoin.......... }

Utile contre les engelures. On en imbibe des co
presses que l'on applique sur les parties tuméfiées
douloureuses.

Autre.

℞ Eau de roses............. ℥ viij.
Sous carbonate de potasse.. ℥ ß.

S'emploie de la même manière, et dans le mé
cas que la précédente.

Mixture contre les engelures (Marjolin).

℞ Baume du Pérou ... ℥ ß.

Dissolvez dans :

Alcool............ ℥ jv.

Ajoutez :

Acide hydrochlorique. ʒ j.
Teinture de benjoin.. ʒ ß.

Pour faire plusieurs fois par jour des embrocat
sur les parties malades.

15° PILULES.

Pilules anti-syphilitiques (Ricord).

℞	Proto-iodure de mercure... / Thridace................	ãã ʒ ß.
	Extrait de gaïac..........	ʒj.
	gommeux d'opium.	g xviij.

Pour 36 pilules. Au commencement du traitement, malade en prend une tous les matins; plus tard, on ut en élever la dose.

—

Autres (Biett).

℞	Proto-iodure de mercure.	ʒ ß.
	Extrait de ciguë......	g xviij.
	Poudre de guimauve....	℥ ß.

Pour 36 pilules. Même dose.

—

Pilules d'arseniate de fer (Biett).

℞	Proto-arseniate de fer.....	g iij.
	Extrait de houblon.......	ʒiij.
	Poudre de guimauve......	ʒ ß.
	Sirop de fleurs d'oranger..	q. s.

Pour 48 pilules. Une pilule par jour, dans les affec-ons scrofuleuses et les dartres invétérées.

Pilules de sulfure de fer (Biett).

℞ Sulfure de fer ..... }
Savon médicinal... } āā ℥ j.

Pour 36 pilules. La dose est de 4 à 10 par jour, contre le lichen agrius, etc.

Pilules anti-spasmodiques.

℞ Musc choisi..... ℈ j.
Conserve de roses. q. s.

Pour 12 pilules. Une pilule toutes les quatre heures ou à des intervalles plus rapprochés.

Autres (H. St.-Antoine).

℞ Musc.............. ℈ ij.
Oxide de zinc....... ℈ j.
Gomme arabique.... q. s.

Pour 24 pilules. Même dose.

Autres.

℞ Camphre en poudre.. }
Assa-fœtida......... } āā ℈ j.
Conserve de roses .. q. s.

Pour 24 pilules. Même dose.

Autres.

℞ Assa fœtida........ } ãã ʒj.
Extrait de valériane. }

Pour 24 pilules. Vous pouvez ajouter à la masse ıelques grains d'extrait gommeux d'opium.

Autres (J. Cloquet).

℞ Extrait de valériane.. ʒj.
d'opium..... ℈ij.
Assa fœtida......... } ãã ℈ xx.
Castoréum.......... }

Pour 30 pilules. La dose est de 3 ou 4, matin et ›ir.

Autres.

℞ Musc............... } ãã ℈j.
Camphre. .... }
Gomme ammoniaque. ℈ij.
Opinm pulvérisé..... ℈jv.

Dissolvez la gomme ammoniaque dans un peu 'alcool faible, ajoutez les autres substances, et faites 4 pilules. La dose est de cinq à six par jour.

25.

Pilules contre l'épilepsie. (Récamier).

℞		
	Acétate de plomb..........	℥ vj.
	Oxide de zinc.............	ãã ℥ xij.
	Assa fœtida...............	
	Extrait de stramoine.......	℥ vj.
	de jusquiame noire..	℥ viij.

Pour 24 pilules. Une pilule matin et soir, au débu du traitement; plus tard on augmente la dose.

Autres (Dupuytren).

℞		
	Valériane..........	℥ xxx.
	Castoréum.........	℥ jv.
	Oxide de zinc......	℥ xx.
	Sirop de sucre.....	q. s.

Pour 12 pilules à prendre dans la journée.

Pilules anti-névralgiques (Trousseau).

℞		
	Extrait de stramoine......	ãã ℥ x.
	gommeux d'opium..	
	Oxide de zinc............	ʒ ij.

Pour 40 pilules. La dose est d'une à huit, dans le 24 heures.

Pilules calmantes (Louis).

℞ Extrait gommeux d'opium. ℥ xij.
de saponaire...... ℈ j.

Pour 24 pilules. Dose, une ou deux pilules et plus rogressivement.

Autres.

℞ Extrait d'aconit........ } āā ℥ j.
de jusquiame..... }
gommeux d'opium. ℥ 1/4.

Pour une pilule. Trois ou quatre pilules par jour.

Autres.

℞ Acétate de morphine......... ℥ j.
Conserve de fleurs d'oranger.. ℥ xvj.

M. et D. en huit pilules. La dose est d'une ou deux ilules, toutes les cinq ou six heures, contre les néralgies.

Autres (Bally).

℞ Cyanure de potassium... } āā ℥ ß.
Amidon................ }
Sirop de gomme........ q. s.

Pour une pilule. Une pilule matin et soir, contre 'asthme.

—

Pilules anti-périodiques.

℞ Sulfate de quinine.............. ℈ j,
Extrait gommeux thébaïque..... ℥ iij.
Miel..................... q. s.

Pour 12 ou 24 pilules.

—

Autres.

℞ Sulfate de quinine..... ℈ j.
Extrait de quinquina... ʒ ß.
Sirop d'écorce d'orange. q. s.

Pour 12 ou 24 pilules.

—

Autres.

℞ Sulfate de quinine..... ℈ j.
Conserve de roses..... q. s.

Pour 12 ou 24 pilules.

—

Pilules contre le catarrhe chronique (Récamier).

℞ Sulfure de potasse.......... ℈ j.
Ipécacuanha............... ℥ jv.
Extrait gommeux d'opium... ℥ iij.

Pour 24 pilules. La dose est de trois à six par jour.

Autres.

℞	Myrrhe..................	ʒß.
	Baume de Tolu..........	℥ xviij.
	Extrait gommeux d'opium.	℥ vj.
	Baume du Pérou.........	q. s.

Pour 24 pilules. Même dose.

Autres.

℞	Gomme ammoniaque..	℈j.
	Savon médicinal.......	ʒß.

Pour 24 pilules à prendre en deux jours.

Autres (Bally).

℞	Beurre de cacao.............	ʒj.
	Gomme adragante............ Safran....................... Miel de Narbonne............	āā ʒß.
	Extrait de réglisse............ Baume de soufre anisé........	āā ℥ xviij.
	Extrait de jusquiame blanche.	℥ vj.
	Acétate de morphine.........	℥ ij.

M. et D. en 36 pilules. Le dose est de quatre à six lules, dans les 24 heures.

Pilules contre la coqueluche.

℞ Camphre.................... ℈ j.
Ipécacuanha................ } ãã ℥ xij.
Poudre d'herbe de belladone.. }
Mucilage de gomme arabique. q. s.

Pour 48 pilules. La dose est de trois à quatre pilules, au début ; plus tard, elle peut être élevée à six ou huit pilules.

Pilules de térébenthine (Trousseau).

℞ Térébenthine cuite........ ʒjv.
Baume de Tolu............ ʒ ß.
Gomme ammoniaque....... ʒj.
Extrait gommeux d'opium... ℥ viij.

Pour 72 pilules. On en prend une à dix chaque jour, contre les catarrhes chroniques des bronches ou de la vessie.

Autres.

℞ Térébenthine cuite.. } aa ʒj.
Magnésie......... }

Pour 24 pilules. Une à dix par jour.

Pilules d'acétate de plomb (Fouquier).

℞ Acétate de plomb cristallisé.. } ãã ʒj.
Poudre de guimauve......... }
Sirop de gomme............. q. s.

Pour 36 pilules. La dose est de quatre à dix par our, contre les sueurs, dans la phthisie.

Autres (Duméril).

℞ Acétate de plomb cristallisé.. g jv.
Extrait gommeux d'opium.... g j.
de réglisse........... ℈ j.

M. et D. en 16 pilules. La dose est de six à huit par our, contre la diarrhée chronique.

Pilules anti-gastralgiques (Trousseau).

℞ Sous-nitrate de bismuth.. ℥ j.
Carbonate de chaux...... ʒj.

Pour 48 pilules. De quatre à dix par jour.

Pilules fondantes (Lerminier).

℞ Savon médicinal...... } ãã ʒj.
Calomélas.......... ... }

Pour 36 pilules. Trois ou quat e pilules par jour.

Pilules purgatives (Alibert).

℞ Calomélas.......... }
Résine de jalap..... } āā ʒj.
Savon d'Espagne.... }
Huile essentielle d'écorce d'orange..... ℥ vj.

Pour 36 pilules. On en prend une de demi-heure en demi-heure, jusqu'à effet purgatif.

Autres (Tavernier).

℞ Huile de croton........ gtt. ij.
Savon médicinal....... ℥ ij.
Gomme arabique pulv.. q. s.

Pour 4 pilules à prendre dans la matinée.

Autres (Sichel).

℞ Aloès............. ℥ 1/2.
Sulfate de potasse... ℥ iij.
Sirop de séné...... q. s.

Pour une pilule. La dose est de quatre à cinq pilules par jour.

Pilules contre les hydropisies (Dupuytren).

℞ Poudre de digitale.. ʒ ß.
Calomélas........ ʒj.
Savon médicinal... ʒj ß.

Pour 36 pilules. Une pilule matin et soir.

Autres (Lerminier).

℞ Calomélas....... ℥ ij.
Scille........... } ãã ℥ j.
Rhubarbe....... }
Sirop des 5 racines. q. s.

Pour une pilule. Trois ou quatre pilules par jour.

Autres.

℞ Thridace.............. ʒj.
Poudre de scille........ }
de digitale..... } ãã ℈ ij.
Nitrate de potasse..... }

M. et D. en 72 pilules. Même dose.

—

Pilules astringentes (Récamier).

℞ Alun.................... ℥ vj.
Cachou.................. ℈ j.
Extrait gommeux d'opium. ℥ j.

Pour six pilules, à prendre dans les 24 heures.

—

Pilules contre la chlorose (Trousseau).

℞ Sous-carbonate de fer... ʒ j.
Extrait de réglisse....... q. s.

Pour 100 pilules. On en prend une ou deux chaq matin, pour commencer; plus tard on en augmen graduellement la dose.

—

Autres (Blaud).

℞ Sulfate de fer.................. } āā ʒ ß
Sous-carbonate de potasse..... }
Mucilage de gomme adragante. q. s.

Pour 48 pilules. La dose est de deux par jour au c but; plus tard elle peut être élevée progressiveme jusqu'à douze pilules.

Pilules emménagogues (Sichel).

℞ Aloès...		℥ 1/2.
Extrait de sabine.......		
Poudre d'herbe de sabine...............		ãã ℥ ij.
Mucilage...............		q. s.

Pour une pilule. Dose, trois ou quatre pilules par ır.

Pilules de noix vomique.

℞ Extrait alcoolique de noix vomique............	ʒ ß.
Conserve de roses.......	ʒij.

Pour 36 pilules, dont on prendra d'abord une par ır; on augmente progressivement la dose.

Pilules de brucine (Magendie).

℞ Brucine pure pulvérisée....	℥ xij.
Conserve de roses.........	ʒ ß.

M. et D. en 24 pilules bien égales et argentées, dont ı prendra deux à quatre par jour. La dose sera pro-ressivement élevée.

Voyez pour les formules de quelques autres pilules pilules de Belloste, écossaises, de Meglin, asiati-ıes, de cynoglosse, de Bacher, de strychnine) les ages 179 et suiv.

16° POMMADES.

Pommade anti-dartreuse (Dupuytren).

℞ Calomélas............ ʒj.
Pommade à la rose.... ℥ ß.

—

Autre (Biett).

℞ Calomélas............ ʒ ß.
Camphre............. gr viij à xij.
Axonge.............. ℥ j.

—

Autre (Fouquier).

℞ Calomélas............ ʒj.
Soufre sublimé...... ʒij.
Axonge.............. ℥ j.

—

Autre.

℞ Deutoxide de mercure... ʒj.
Camphre............... gr xv.
Axonge................ ℥ j.

—

Autre (Dubois).

℞ Nitrate de mercure........ ʒj.
Pommade de concombres.. ℥ ß.

Autre (Biett).

℞ Proto-chlorure ammoniacal de
mercure... ℈ j à ʒ ß.
Axonge.................... ℥ j.

M. Biett ajoute quelquefois à cette préparation ℈ j
de camphre.

Autre (Biett).

℞ Deuto-iodure de mercure..... gr x à xij.
Axonge.................... ℥ j.

La pommade de proto-iodure de mercure a été formulée p. 205.

Autre (Biett).

℞ Sulfure de mercure...... ʒ ß.
Camphre............... gr x.
Cérat simple............. ℥ j.

Autre.

℞ Cyanure de mercure... gr xvj.
Axonge............. ℥ j.
Essence de citron.... gtt. xv.

Cette pommade a été employée avantageusement par M. Biett contre les dartres squammeuses humides accompagnées d'un prurit intense.

Autre (Biett).

℞	Iodure de soufre........	℈ j à ʒ ß.
	Axonge...............	℥ j.

Autre (Biett).

℞	Sulfate acide d'alumine.....	gr xviij.
	Camphre................	gr xv.
	Axonge................	℥ j.

Autre.

℞	Sulfure de chaux......	ʒj.
	Camphre............	gr xv.
	Axonge............	℥ j.

Autre (Biett).

℞	Sous-carbonate de soude ou de potasse.....	ʒj à ij.
	Cérat ou axonge...........	℥ j.

Autre.

℞	Iodure d'arsenic...	gr iij.
	Axonge..........	℥ j.

Employée par M. Biett contre les dartres rongeantes tuberculeuses.

Autre (Cullérier).

℞ Turbith minéral......	}	ãã ʒj.
Laudanum.		
Soufre sublimé........		ʒß.
Axonge...............		℥j.

Autre (Chevallier).

℞ Chlorure de chaux.......	ʒiij.
Turbith minéral.........	ʒij.
Huile d'amandes douces.	ʒvj.
Axonge................	℥j.

Autre.

℞ Créosote...........	ʒj.
Axonge......... ..	℥j.

Pommade de suie (Blaud).

℞ Axonge...........	℥ij.
Suie..............	q. s.

Mêlez exactement et par petites parties, jusqu'à ce ue l'axonge soit colorée en brun foncé. M. Blaud mploie cette pommade soit seule, soit concurremment avec les lotions de suie. (Voy. lotions).

Onguent blanc (Maison de santé).

℞ Huile d'olives.......... ℥ jv.
Cire blanche........... ℥ j.
Blanc de baleine....... ʒvj.

Cette pommade s'emploie dans le cas de dartre légères.

Pommade contre la gale.

℞ Soufre sublimé........ ℥ j ß.
Chlorure de chaux..... ℥ ij.
Axonge................ ℥ x.

Autre.

℞ Soufre sublimé........ ℥ j.
Sous-carbonate de soude ℥ ß.
Axonge.............. ℥ vj.

Cette pommade est celle que M. Biett emploie l plus ordinairement contre la gale.

La pommade anti-psorique de M. Alibert est com posée de soufre et de sous carbonate de potasse ā ʒiij, pour ℥ jv d'axonge.

Autre.

℞ Soufre sublimé.......... ℥ j.
Axonge................ ℥ jv à v.

Pommade contre le prurigo (Biett).

℞ Cinabre............ ʒij.
Soufre sublimé....... ℥ ß.
Laudanum.......... ʒij.
Axonge............ ℥ v.

Autre (Biett).

℞ Chaux éteinte............ ʒj.
Sous-carbonate de soude.. ʒij.
Extrait gommeux d'opium. gr x.
Axonge.................. ℥ ij.

Autre (Biett).

℞ Racine d'ellébore blanc en poudre. ℥ ß.
Hydrochlorate d'ammoniaque.... ʒj.
Axonge...................... ℥ iij.

Autre (Alibert).

℞ Fleurs de zinc.............. ʒj.
Soufre sublimé......... } aā ʒ ß.
Laudanum............ }
Axonge.................. ℥ iij.
Huile d'amandes douces.... ℥ j.

Autre (J. Cloquet).

℞		
Goudron.........	} āā ℥ ß.	
Laudanum.		
Axonge...	℥ ij.	

Pommade contre le prurigo pédiculaire (Biett).

℞	
Sulfure rouge de mercure....	ʒj ß.
Hydrochlorate d'ammoniaque.	ʒ ß.
Axonge...................	℥ ij.
Eau dé roses...............	ʒj.

Pommade contre les affections prurigineuses des partie génitales, chez la femme.

℞	
Suc de joubarbe.........	} āā part. égales
Huile de millepertuis....	
Eau de chaux...........	
Axonge................	

Pommade résolutive (Dupuytren).

℞	
Calomélas............	} āā ʒj.
Scille..............	
Axonge........	℥ j.
Huile de roses..........	gtt. viij.

Pour frictions dans le cas d'engorgements chronique des articulations.

Autre (Biett).

℞ Iodure de barium........ ℥ jv.
Axonge.................. ℥ j.

Contre les engorgements scrofuleux.

Autre (Magendie).

℞ Hydrobrômate de potasse..... ℥ xxxjv.
Axonge.................... ℥ j.

Pour frictions, à la dose d'un demi-gros à un gros, ur les engorgements scrofuleux.

Autre (Dupuytren).

℞ Graisse mercurielle double. ℥ j.
Sel ammoniac............ ʒj.

Pratiquer soir et matin des frictions sur les engorgenents scrofuleux avec gros comme une noisette de ette pommade.

Pommade de litharge et de laudanum.

℞ Axonge............... ℥ j.
Litharge............. ℥ ß.
Laudanum............ ʒij.

Employée par M. J. Cloquet dans le cas de cancer ulcéré du sein.

Pommade contre la névralgie faciale (Fouquier).

℞	Opium....................	ʒj.
	Sous-carbonate de plomb....	℥j.
	Axonge...................	℥ ß.
	Baume tranquille...........	q. s.

Pour frictions sur les parties douloureuses plusieu[rs] fois par jour.

Pommade avec l'acétate de morphine.

℞	Acétate de morphine.....	g̃ viij.
	Axonge.................	℥j.

En frictions contre les névralgies.

Pommade iodurée contre la goutte (Gendrin).

℞	Axonge.............	ãã ℥ ß.
	Baume tranquille.......	
	Hydriodate de potasse......	ʒj.
	Iode....................	℈j.

Pratiquer, soir et matin, des frictions sur les partie[s] malades avec une cuillerée à café de ce mélange.

Pommade mercurielle belladonisée (Sichel).

℞	Onguent napolitain.......	℥ij.
	Extrait de belladone......	ʒj à ij.

Eau q. s. pour faire une pommade molle.

M. Sichel prescrit cette pommade en frictions plus u moins souvent répétées sur le front et les tempes, ans les ophthalmies accompagnées de photophobie.

Pommade mercurielle laudanisée (Sichel).

℞	Onguent napolitain.......	℥ij.
	Laudanum de Rousseau...	ʒj.

Pour frictions sur le front et les tempes, dans les phthalmies accompagnées de douleur.

Pommade de précipité rouge (Sichel).

℞	Axonge..............	ʒj.
	Précipité rouge.......	g̃ 1/2 à ij.
	Laudanum de Sydenham	gtt. viij à x.

Matin et soir, enduire le bord libre des paupières vec gros comme la tête d'une épingle de cette pommade, contre les blépharites glandulaires et les taies le la cornée. M. Sichel y ajoute quelquefois 2 ou 3 g̃ le sulfate de zinc, de sulfate de cuivre ou de sulfate le cadmium.

Pommade de borax (Sichel).

℞	Axonge.................	℥j.
	Borax.................	ʒ iij.
	Laudanum de Sydenham..	gtt. viij à x.

Contre les blépharites glandulaires.

Pommade de précipité blanc.

℞	Axonge.................	℥j.
	Précipité blanc...........	ʒ j à iij.
	Laudanum de Sydenham..	gtt. viij à

Contre les blépharites glandulaires.

Pommade contre les hémorrhoïdes.

℞	Cérat simple.............	℥ j.
	Extrait de belladone.	ʒij.
	Acétate de plomb liquide..	ʒj.

On enduit de cette pommade une mêche de charpi que l'on introduit dans l'anus.

Pommade contre les engelures.

℞	Axonge................	}
	Huile de laurier........	} āā ℥ ß.
	Cire...................	}

Faites fondre à feu lent, et ajoutez après le refroidissement :

Camphre..................	ʒj.

Cérat contre les engelures ulcérées.

℞ Cérat de Goulard............ ℥ j.
Teinture de benjoin.......... ʒj.

von résolutif contre les engelures non ulcérées (Verdé de l'Ile).

℞ Camphre................. ʒj.

Faites dissoudre dans :

Teinture de benjoin....... ʒij.

Ajoutez en triturant :

Hydriodate de potasse..... ʒij.
Acétate de plomb liquide.. ℥ ß.

Versez sur ce mélange :

Huile d'amandes douces... ℥ jv.
Lessive des savonniers..... ℥ ij.

Laissez ce savon pendant quelques heures dans un ortier de marbre, en ayant soin de remuer de temps temps. Quand il a acquis une certaine consistance, ulez-le dans un moule et divisez en tablettes ℥ ij.

L'usage de ce savon consiste à s'en laver comme ec du savon ordinaire, et lorsqu'on s'est essuyé, à otter les engelures avec le savon encore humide, de anière à y laisser un léger enduit.

Voyez pour les formules de quelques autres pommaes les pages 205 et suivantes.

17° POTIONS.

Potion tonique (Lerminier).

℞ Eau de valériane...........		℥ vj.
de menthe...........	}	ãã ℥ j.
de cannelle...........	}	
Extrait sec de quinquina...		ʒ ij.
Ether sulfurique............		ʒ j.
Sirop d'œillet..............		℥ j.

A prendre par cuillerées, dans la fièvre typhoïd adynamique, avec prostration extrême des forces.

—

Autre (Lerminier).

℞ Eau de tilleul..........		℥ jv.
de menthe.........		℥ j.
Acétate d'ammoniaque..	}	ãã ʒ j.
Ether sulfurique........	}	
Sirop d'œillet....		℥ ij.

—

Autre (Lerminier).

℞ Eau de menthe.........	℥ jv.
Extrait de quinquina....	ʒ ij.
Sirop d'éther...........	℥ ij.

Autre (Breschet).

℞ Infusion de menthe..... ℥ jv.
Teinture du cannelle.... ʒ ß.
Acétate d'ammoniaque.. ʒj.
Ether sulfurique........ gr xxx.
Sirop de quinquina..... ℥ ij.

Autre (Dubois).

℞ Extrait sec de quinquina. ʒij.
Eau commune.......... ℥ jv.
Sirop de Tolu........... ℥ ij.

Autre (Manry).

℞ Infusion de camomille... ℥ jv.
Eau distillée de menthe.. ℥ ij.
Sirop d'écorce d'orange... ℥ j.

Autre.

℞ Vin de Madère....... ℥ iij.
Alcool de mélisse..... ʒiij.
Sirop d'arnica. ...... ℥ j.

Potion cordiale diurétique (Fouquier).

℞	Décoction d'aunée......	℥ jv.
	Alcool de digitale.......	ʒ ß.
	Alcool de potasse.......	gr xx.
	Sirop des cinq racines. .	℥ j.

A prendre par cuillerées, dans les hydropisies.

Potion anti-spasmodique (Hôtel-Dieu. M. Petit).

℞	Eau distillée de menthe.. de mélisse... de tilleul....	āā ℥ j.
	Eau de fleurs d'oranger.	℥ ß.
	Laudanum de Sydenham.	gr xx.
	Sirop d'éther............	℥ j.

A prendre par cuillerées, de demi-heure en dem heure.

Autre (Trousseau).

℞	Infusion de mélisse.....	℥ vj.
	Extrait de valériane..... Teinture d'assa fœtida...	āā ʒ ß.
	Eau de fleurs d'oranger..	℥ ß.
	Sirop d'éther..........	℥ ij.

Autre.

℞ Valériane. . . . . ʒiij.
Faites infuser dans :
Eau. . . . . ℥ viij.
Passez et ajoutez :
Liqueur anodine d'Hoffmann. (1) ʒij.
Sirop simple. . . . . ℥ j.

Mixture anti-spasmodique (Duméril).

℞ Eau de cannelle orgée. . . . } āā ℥ ß.
de menthe. . . . . }
Laudanum de Rousseau. . ℈ j.
Sirop d'éther. . . . . ℥ j.

A prendre par cuillerées à café.

Potion calmante.

℞ Eau de laitue. . . . . } āā ℥ ij.
de tilleul. . . . . }
Eau de fleurs d'oranger. . . ʒij.
Sirop de karabé. . . . . ℥ j.

A prendre en deux ou trois doses, ou par cuillerées.

(1) Médicament composé de parties égales d'alcool et d'éther sulfurique.

Autre.

℞	Eau de tilleul...........	℥ jv.
	Teinture de castoréum....	gtt. xx.
	Laudanum de Rousseau....	gtt. x..
	Sirop de fleurs d'oranger..	℥ j.

Autre.

℞	Infusion de digitale.......	℥ jv
	Acide prussique médicinal.	gtt. iij.
	Sirop diacode............	aa ℥ ß.
	Sirop de gomme..........	

A prendre par cuillerées, contre les toux nerveuses et convulsives, l'asthme, la phthisie, les palpitations, etc.

Autre.

℞	Infusion de lierre terrestre.....	℥ iij.
	Acide prussique médicinal....	gtt. v.
	Sirop de guimauve...........	℥ j.

Autre (Baron).

℞ Infusion de fleurs pectorales.. ℥ iij.
Eau de fleurs d'oranger....... ℥ ß.
Gomme adragant............ g viij.
Extrait de belladone.......... g ij.
gommeux d'opium.... g 1/2.
Sirop de guimauve.. .... ℥ j.

A prendre par cuillerées, contre la coqueluche.

Autre (H.-Dieu).

℞ Infusion de fleurs pectorales.. ℥ jv.
Eau distillée de laurier cerise.. ʒj à jv.
Sirop de gomme............. ℥ j.

A prendre par cuillerées, contre la toux.

Potion propre à favoriser l'expectoration.

℞ Eau de lierre terrestre.......... ℥ jv.
Teinture de scille.............. ʒj.
Extrait de polygala de Virginie.. ℈ j.
Sirop de gomme. .... ℥ j

A prendre par cuillerées, dans le catarrhe pulmonaire chronique.

Autre.

℞ Infusion d'hysope... ℥ jv.
Kermès minéral..... g ij.
Gomme adragant... g x.
Sirop de guimauve.. ℥ j.

Looch scillitique.

℞ Looch simple...... ℥ jv.
Miel scillitique..... ℥ j.

Employé comme expectorant dans le catarrhe pulmonaire.

Looch composé (H.-Dieu).

℞ Looch blanc.......... ℥ jv.
Extrait d'opium...... g j.
de quinquina.. g jv.
Camphre. .... g vj.

A prendre par cuillerées, dans les catarrhes accompagnés de toux violente.

Potion contre la pneumonie. (Trousseau).

℞ Acide antimonique.... ʒ j à ʒ ij.
Gomme adragant...... g x.
Eau de fleurs d'oranger. ℥ j.
Eau distillée .... ℥ iij.
Sirop simple .... ℥ j.

Une cuillerée d'heure en heure.

Potion gommeuse.

℞ Eau de laitue......... ℥ iij.
de fleurs d'oranger. ʒij
Gomme arabique...... ʒ ij.
Sirop de gomme ..... ℥ j.

A prendre en une ou deux fois, ou par cuillerées. sirop de gomme peut être remplacé par ℥ ß à de sirop diacode.

Potion huileuse.

℞ Huile d'amandes douces. ℥ ß.
Gomme adragant... ... gr x.
Sirop simple........... ℥ j.
Eau commune........... ℥ iij.

Potion astringente.

℞ Eau de roses......... ℥ jv.
Extrait de ratanhia.... ʒ ß.
Sirop de coings ou
Sirop de quinquina.... ℥ j.

A prendre par cuillerées, contre la diarrhée chronique, etc.

Autre.

℞ Solution de gomme arabique. ℥ iij.
Cachou en poudre......... ʒ ß.
Sirop de grande consoude... ℥ .

Potion alumineuse (Kapeler).

℞	Alun..................	ʒj à ij.
	Eau commune...........	℥jv.
	Espèces béchiques pulv...	g xx.
	Gomme arabique........	g xxx.
	Sirop de sucre...........	℥ij.

A prendre par cuillerée toutes les heures, dan colique métallique.

Autre (Gendrin).

℞	Eau de cannelle orgée.	℥ij.
	Sulfate d'alumine.....	ʒß.
	Extrait thébaïque.....	g iij.
	Sirop de coings.......	℥ij.

Lors du choléra, M. Gendrin administrait, de de heure en demi-heure, dans un demi-verre d'eau froi une cuillerée à bouche de cette potion.

Potion tonique et astringente.

℞	Vin de Madère...........	℥jv.
	Extrait de ratanhia........	ʒß.
	Laudanum de Sydenham...	gtt. xx.

Dupuytren administrait cette potion par cuilleré de demi-heure en demi-heure, dans la période de c lapsus du choléra.

Potion anti-métrorrhagique (Villeneuve).

℞ Gomme kino............ ʒij.
Eau.................... ℥viij.
Sirop de grande consoude
ou de fleurs d'oranger... ℥ij.

A prendre par cuillerée à bouche, toutes les heures.

Potion laxative.

℞ Manne en sorte.........
Sirop de fleurs de pêcher. } ãã ℥j.
Eau commune.......... ℥iij.

Autre (Maternité).

℞ Infusion de mélisse.. ℥jv.
Savon médicinal..... ℥ß.
Sirop de capillaire.... ℥j.

Potion purgative (Récamier).

℞ Teinture de jalap composée.
Sirop de nerprun.......... } ãã ℥j.
Eau de chicorée........... ℥jv.

Autre (Alibert).

℞ Lait d'amandes douces . . ℥ jv.
Sucre . . . . ʒvj.
Résine de jalap . . . . gr viij.
Scammonée d'Alep . . . . gr vj.
Huile essentielle de citron . . gtt. vj.

La résine de jalap sera dissoute dans un jau[ne] d'œuf.

Autre.

℞ Huile d'épurge . . . gtt. viij.
Sucre . . . . ℥ j.
Gomme adragant . . gr vj.
Eau . . . . ℥ iij.

Autre.

℞ Huile de croton-tiglium . . gtt. ij.
Sucre blanc . . . . ʒij.
Gomme arabique . . . . } āā ʒß.
Teinture d'anis . . . . }
Eau distillée . . . . q. s.

Faites une potion d'une once et demie, dont o[n] donnera aux enfants deux ou trois cuillerées à caf[é] toutes les deux heures, jusqu'à évacuations abondantes.

Potion vomitive (Cayol).

℞ Tartre stibié.........	g ij.
Eau de camomille....	℥ vj.
Sirop d'ipécacuanha..	℥ j.
Eau de fleurs d'oranger	ʒiij.

A prendre tiède en deux doses, à une demi-heure
ntervalle.

Potion ammoniacale.

℞ Eau distillée.......	℥ v.
Eau de menthe....	℥ ß.
Ammoniaque.......	gtt. iij.

A prendre en deux ou trois fois, contre les rapports
.des.

Looch anthelmintique.

℞ Looch simple...............	℥ iv.
Coralline de Corse pulvérisée.	ʒ ß.
Huile d'amandes douces......	} aā ℥ j.
Sirop de limons............	

Contre les ascarides lombricoïdes.

Looch anisé.

℞ Semences d'anis. ʒ ß.
Eau. . . . . ℥ iv.
Sucre. . . . . . . ʒij.

On administre ce looch par petites cuillerées au enfants tourmentés par des flatuosités.

Potion camphrée.

℞ Camphre. . . . . gr xv.
Jaune d'œuf. . . . . q. s.
Émulsion simple. . ℥ vj.
Sirop diacode. . . . ℥ j.

A prendre en quatre doses, dans la blennorrhag inflammatoire très-douloureuse.

Potion anti-blennorrhagique.

℞ Baume de Copahu. . . . . . . ℥ j.
Alcool. . . . . ʒiij.
Huile essentielle de menthe. gtt. x à xij.

Le premier jour le malade prendra une cuillerée café de cette potion, soir et matin; plus tard on e élevera la dose.

Looch térébenthiné (Récamier).

℞ Huile essentielle de térébenthine ʒjv.
Sucre en poudre............. ℥ij.

Triturez peu à peu l'huile essentielle avec le sucre, y ajoutant un demi-jaune d'œuf; versez sur ce mélange :

Émulsion simple............. ℥jv.

A prendre par cuillerées à bouche dans le rhumatisme, la sciatique et quelques maladies des voies inaires.

Potion anti-périodique.

℞ Eau distillée de petite centaurée. ℥jv.
Sulfate de quinine............. g̃ vj à xv.
Acide sulfurique.............. gtt. ij.
Eau de fleurs d'oranger........ ʒij.
Sirop de quinquina............ ℥j.

A prendre par cuillerées à bouche plus ou moins pprochées.

Autre.

℞ Eau distillée de laitue..... ℥iij.
de cannelle... ℥ ß.
Sulfate de quinine......... g̃ vj à xv.
Sirop d'écorce d'orange.... ℥j.

28.

Potion avec la strychnine (Magendie).

℞	Strychnine pure.....	g j.
	Sucre blanc.........	ʒiij.
	Acide acétique......	gtt. ij.
	Eau distillée........	℥ ij.

On en prend une cuillerée à café matin et soir ; la dose pourra être élevée progressivement jusqu'à 3 ou 4 cuillerées à café dans les 24 heures.

Voyez pour quelques autres potions les pages 191 et suivantes.

18° POUDRES.

Poudre anti-métrorrhagique (Trousseau).

℞	Ergot de seigle pulvérisé..	ʒj.
	Tannin....................	℈ j.

M. et D. en six paquets. On en prendra un de quatre en quatre heures.

Poudre anti-scrofuleuse (Sichel).

℞	Éthiops antimonial (sulfure noir de mercure et d'antimoine)..	āā ʒij.
	Rhubarbe....................	
	Magnésie calcinée............	ʒj.

M. et D. en 24 paquets. La dose est de 3 ou 4 paquets par jour.

Pour les enfants, prescrivez :

Ethiops antimonial.........	} ãã ʒj.
Rhubarbe..................	}
Magnésie..................	ʒß.

Pour 24 paquets.

Autre (Sichel).

℞ Éthiops antimonial...... ʒj.
Poudre de quinquina gris. ʒij.

M. et D. en 24 paquets. Même dose.

Poudre anti-dartreuse (Biett).

℞ Soufre sublimé........... ℥j.
Tartrate acidule de potasse. ℥ß.

M. et D. en 16 paquets. Un paquet tous les matins.

Autre (Biett).

℞ Soufre sublimé........... ℥j.
Sous-carbonate de soude.. ℥ß.

M. et D. en 16 paquets. Même usage.

Poudre de chlorure d'or.

℞ Chlorure d'or.......... g̃ j.
Iris de Florence pulv... g̃ ij.

M. intimement et D. en 15 parties, dont on emploiera une par friction sur la langue et les gencives d'abord une fois par jour, et plus tard deux fois. MM. Chréstien, Magendie et Lallemand ont retiré quelques bons effets de ce médicament, dans le traitement d'affections syphilitiques invétérées.

—

Poudre contre la dyspepsie.

℞ Rhubarbe.... ℥j.
Magnésie..... ℥ij.

M. et D. en 12 paquets. Un paquet avant chaque repas.

—

Autre.

℞ Quinquina pulvérisé... ℥j.
Cannelle en poudre.... ℈ xij.

M. et D. en 6 paquets. Même dose.

—

Autre.

℞ Anis en poudre....... ℥j.
Cannelle pulvérisée... ℈ viij.

M. et D. en six paquets. Même dose.

Poudre contre la gastralgie, la diarrhée, etc.
(Trousseau).

℞ Sous-nitrate de bismuth. . . . ℥ j.

Pour 48 paquets (℈ xij de poudre par paquet).
Trousseau ajoute quelquefois à la masse ʒij de pou-
e d'yeux d'écrévisses (℈ iij de cette poudre par pa-
et).

Le sous-nitrate de bismuth, donné à la dose d'℈ j ij par jour, a calmé très-souvent les vomissements asmodiques purement nerveux qui surviennent à suite d'une émotion vive, ou au commencement e la grossesse. Dans les gastrites chroniques bien caictérisées, la même dose (℈ j à ij) prise en mangeant associée à l'usage de l'eau de Vichy, ou de la soition de bi-carbonate de soude (ʒj ß pour une bouille d'eau), a dissipé des symptômes qui persisient depuis long-temps. Lorsque la diarrhée coïndeavec la gastrite chronique, les mêmes bons effets ont observés; il n'en est pas de même, s'il y a conspation. Dans ce dernier cas, M. Trousseau donne magnésie calcinée, qui s'administre à jeun, tous s deux ou trois jours, à la dose d'ʒ ß ou de ℈ ij. La astralgie simple, c'est-à-dire celle qui ne paraît pas ée à quelque trouble fonctionnel des organes géniiux, se guérit avec facilité par l'usage long-temps ontinué du sous-nitrate de bismuth. M. Trousseau ecommande vivement, dans le traitement des gasralgies en général, un régime non débilitant ».

(*Journ. des Conn. medico-chirurgicales*, 1re *année*.)

Nous ajouterons à ces considérations que, depu quelques années, nous avons souvent employé sous-nitrate de bismuth, dans les cas ci-dessus mei tionnés, et presque toujours avec un plein succès.

Poudre contre la punaisie ou ozène (Trousseau).

℞ Calomélas.................. ℈ j.
Oxide rouge de mercure..... gr xij.
Sucre candi en poudre....... ℥ ß.

M. Le malade inspire fortement, par chaque narine une prise de cette poudre, et répète cette opératio six ou huit fois par jour. Il est utile qu'au préalable i débarrasse ses fosses nasales du mucus qui les ob strue.

Voyez, pour les formules de quelques autres pou dres (poudres de Dower, de Chaussier, du frère Côme de Rousselot, etc.), les pages 176 et suiv.

19° SOLUTIONS.

Solution anti-scrofuleuse (Sichel).

℞ Hydrochlorate de baryte.. ʒ ß.
Eau distillée............ ℥ j.

Dissolvez et filtrez. La dose est de six gouttes che les enfants, et de dix à quinze gouttes chez les adultes, quatre fois par jour, dans un demi-verre d'eau sucrée.

Solution iodurée. (Lugol).

℞ Iode .... ℈ j.
Iodure de potassium. ℈ ij.
Eau distillée .... ℥ viij.

On administre gtt. vj de cette solution, deux fois r jour, dans un demi-verre d'eau sucrée, et l'on gmente graduellement de deux gouttes, jusqu'à 30 36 gouttes, dans les 24 heures, pour les adultes. ez les enfants au-dessous de 7 ans, M. Lugol comnce par administrer gtt. ij, deux fois par jour, et lève par degrés la dose jusqu'à gtt. v, deux fois par ır. La dose de la solution iodurée est de 12 à 16 ıttes par jour, de 7 à 14 ans.

Eau magnésienne gazeuse (H. de Paris).

℞ Carbonate de magnésie...... ʒiij.
Eau......................... ℔ iij.
Acide sulfurique dilué. (1) ... ʒx.

Ce mélange doit être opéré dans une bouteille que ı bouche avec soin.

Eau alcaline gazeuse (M. de Santé).

℞ Carbonate de soude.. g̃ xviij.
Acide hydrochlorique.. ʒß.
Eau distillée........... ℥ xij.

) C'est-à-dire, acide sulfurique concentré une partie, distillée six parties.

Eau de Trévez.

℞ Sulfate de magnésie... ℥ j.
Émétique.......... ℈ 1/2.
Eau................ ℔ ij.

Un verre, de demi-heure en demi-heure, jusqu' effet purgatif.

Les formules de la liqueur de Vanswieten, de l solution de Fowler, et de celle de Pearson ont ét données pages 203 et 204.

20° SUCS D'HERBES.

Suc d'herbes anti-scrofuleux.

℞ Feuilles de cresson de fontaine. } āā
de chicorée sauvage... } part. égales

Broyez dans un mortier de marbre, en ajoutant une très petite quantité d'eau ; exprimez et filtrez. Dose, ℥ ij à jv.

Suc d'herbes dépuratif.

℞ Feuilles de chicorée sauvage.. }
de fumeterre....... } āā
de trèfle d'eau....... } part. égales.
de saponaire......... }

Même préparation et même dose. Contre les engements chroniques des viscères abdominaux et maladies cutanées.

Suc d'herbes tempérant et diurétique.

℞ Feuilles de laitue...... } ãã
d'oseille...... } part. égales.
de pariétaire.. }

Iême préparation et même dose.

21° SUPPOSITOIRES.

Suppositoire pour rappeler les hémorrhoïdes. (Trousseau)

℞ Beurre de cacao.... ʒij.
Poudre d'aloës..... g̃jv.
Tartre stibié..... g̃ij.

riturez, faites fondre et coulez. On introduit tous jours un suppositoire, jusqu'à ce qu'il survienne vive cuisson à la marge de l'anus.

Suppositoire emménagogue (Trousseau).

℞ Beurre de cacao.. ʒij.
Aloès............ g̃ij.
Castoréum....... } ãã g̃x.
Assa fœtida...... }

22° TABLETTES ET PASTILLES.

Pastilles ferrugineuses (Bally).

℞ Limaille de fer....... } aã ℥ ß.
Pâte de chocolat..... }
Safran pulvérisé...... ʒ j.
Mucilage de gomme adragant........... q. s.

Pour faire des pastilles de ℥ xij que l'on emploi contre la chlorose.

—

Autres.

℞ Sous-carbonate de fer... ℥ ß.
Cannelle en poudre.... ʒ j.
Safran................ ʒ ß.
Sucre................. ℥ j.
Mucilage............. q. s.

Pour faire des tablettes de ℥ xij. Même usage.

Les formules d'un grand nombre de tablettes et de pastilles off. ont été données pages 184 et suiv.

23° TISANES.

Tisane diurétique (Récamier).

℞ Infusion de genièvre....	℔ ij.
Sous-carbonate de potasse	ʒ j ß.
Nitrate de potasse.......	℈ j.
Savon médicinal........	ʒ ß.
Sirop de gomme.........	℥ ij.

A prendre par petites tasses, contre les hydropisies la gravelle.

Autre.

℞ Feuilles de pariétaire... ʒ ij.

Faites bouillir dans :

Eau.................. ℔ ij.

Ajoutez :

Sirop des cinq racines..	℥ ij.
Bi-carbonate de soude..	ʒ j.

Autre (Dubois).

℞ Racine de fraisier..... }	
d'asperges..... }	āā ʒ v.
de petit houx.. }	
Eau..................	℔ ij ß.

Réduisez à ℔ ij par l'ébullition, passez et ajoutez :

Sirop d'hysope........ }	āā ℥ j.
des cinq racines.. }	

Tisane antispasmodique.

℞ Infusion de fleurs de tilleul... ℔ ij.
Eau distillée de fleurs d'oranger ℥ ij.
Liqueur d'Hoffmann......... ʒij.
Sirop de gomme............ ℥ ij.

Tisane sédative.

℞ Laitue.................. Nº j.
Amandes douces dépouillées de leur pellicule.... Nº vj.

Faites bouillir dans :

Eau...................... ℔ ij.

On édulcorera chaque tasse de cette tisane avec q. s. de sirop de gomme.

Tisane expectorante.

℞ Feuilles de lierre terrestre. ʒiij.
Sommités d'hysope...... ʒj.

Faites infuser dans :

Eau bouillante.......... ℔ ij.

On ajoute a chaque tasse une cuillerée à café d'oxymel scillitique.

Décoction d'aunée composée. (hydromel composé).

℞ Racine d'aunée............ ℥ j.
Sommités d'hysope..... } aã ʒij.
Feuilles de lierre terrestre. }
Eau.................... ℔ij.
Sirop de miel............ ℥ ij.

Cette tisane est fréquemment employée à la Charité comme expectorante, dans les catarrhes chroniques.

Tisane astringente.

℞ Riz. .... ℥ ß.

Faites bouillir dans :

Eau. .... ℔iij.

Ajoutez :

Eau de Rabel....... ʒ ß.
Sirop de coings ou de grande consoude.. ℥ ij.

Contre la diarrhée.

Autre.

℞ Cachou................... ʒij.

Faites bouillir dans :

Eau..................... ℔ij.

Passez et ajoutez :

Alcoolat de cannelle......... ʒij.
Sucre ou sirop de gomme.... q. s.

A prendre par petites tasses contre la diarrhée.

Tisane dépurative.

℞ Racine de patience... ℥ ß.
Tiges de douce-amère. ʒ ij.
Faites bouillir dans :
Eau................. ℔ ij.
Ajoutez :
Sirop de fumeterre..... ℥ ij.

Autre (H. S.-Louis).

℞ Feuilles de chicorée sauvage. ʒ iij.
Faites bouillir dans :
Eau.................. ℔ ij.
Ajoutez :
Carbonate de potasse....... ʒ j.
Miel ou sirop............. q. s.

Tisane amère.

℞ Racine de gentiane. ℥ ß.
Faites bouillir dans :
Eau......... ℔ ij.
Ajoutez :
Sirop de quinquina. ℥ ij.

Autre.

℞ Houblon...... ʒ ij.

Faites infuser dans :

Eau.......... ℔ ij.

On édulcorera chaque verre de cette tisane avec ne cuillerée à soupe de sirop anti-scorbutique; on ourra y ajouter une cuillerée de teinture alcoolique de entiane, par verre de liquide.

Tisane anti-syphilitique (Dupuytren).

℞ Salsepareille..
Squine.......
Gaïac........ } ãã ℥ ß.
Eau.......... ℔ iij.

Réduisez à ℔ ij par l'ébullition. La dose est de deux à trois verres par jour. Chacun d'eux sera édulcoré vec une cuillerée à soupe de sirop sudorifique.

Autre (Biett).

℞ Gaïac rapé......... ℥ j.
Daphné mézéréum. ℈ j.

Faites bouillir dans ℔ ij ß d'eau, et réduisez à ℔ ij, n n'ajoutant le daphné mézéréum qu'à la fin de l'é- ullition. Dose, une pinte par jour.

Autre (J. Cloquet).

℞ Salsepareille... ℥ j.

Faites bouillir dans:

Eau........... ℔ ij.

Le malade prendra dans la journée deux ou trois verres de cette tisane ; il mettra dans le premier verre une cuillerée à soupe du sirop suivant :

℞ Sirop sudorifique......... ℔ j.
Extrait gommeux d'opium. } ãã gr. jv.
Sublimé corrosif....... }

M. le Dr. Ratier emploie quelquefois dans le traitement de la syphilis un sirop d'une composition presque analogue ; cette préparation est formée de ℥ x de sirop de Cuisinier, ℥ vj de sirop diacode, et gr. jv de sublimé corrosif.

Tisane commune des Hôpitaux de Paris.

℞ Chiendent... ℥ j.
Réglisse ... ʒ j.
Eau......... ℔ ij.

Tisane de gomme émulsionnée (H. de Paris).

℞ Gomme arabique... ℥ j.
Eau........... ℔ j.
Émulsion simple... ℔ j.
Sirop simple.... ℥ ij.

Hydrogala (H.-Dieu).

℞ Eau d'orge...... ℔ ij.
Lait de vache... ℥ jv.

Hydromiel simple (H.-Dieu).

℞ Eau......... ℔ ij.
Sirop de miel. ℥ ij.

Limonade tartarique.

℞ Eau............... ℔ ij.
Sirop tartarique.... ℥ ij.

EAUX MINÉRALES.

Les Eaux minérales ont été divisées en quatre classes, division basée sur la nature des principes auxquels ces eaux doivent leurs propriétés.

Ire. Classe. *Eaux minérales ferrugineuses.* (*Voy.* pour les doses, pag. 118 et 119.) Elles contiennent différents sels et surtout du carbonate de fer. Les principales sont : celles d'Aumale (Seine infér.), de Boulogne (Pas de Calais), de Bussang (Vosges), de Contrexeville (Vosges), de Dinan (Côtes du Nord) de Ferrières (Loiret), de Forges (Seine intér.) de Passy (Seine), de Provins (Seine et Marne), de Pyrmont (Westphalie), de Rennes (Aude), de Rouen (Seine inférieure), de Spa (Pays-Bas), de Vals (Ardèche). Les eaux thermales de Carlsbad et de Téplitz, en Bohême, sont plutôt purgatives que toniques.

2e. Classe. *Eaux minérales gazeuses ou acidules.* (Pages 126 et 127.) Leur saveur aigrelette provient de l'acide carbonique qu'elles contiennent. Les principales sont celles d'Audinac (Arriége), de Bagnoles (Orne), de Bar (Puy de Dôme), de Bourbon l'Archambault (Allier), de Chateldon (Puy de Dôme), de Chatel Guyon (Puy de Dôme), de Clermont-Ferrant (Puy de Dôme), de Dax (Landes), de Langeac (Haute-Loire), de Mont-Brison (Loire), du Mont-d'Or (Puy de Dôme), de Pougues (Nièvre), de Seltz (Bas-Rhin), d'Ussat (Arriège), de Vichy (Allier).

3e. Classe. *Eaux minérales salines* (Pages 160 et 61). Elles contiennent une quantité plus ou moins rande de sels (sulfate et carbonate de soude ou de ıagnésie, carbonate de chaux, etc.) qui leur com-ıuniquent presque toujours une vertu purgative. Les rincipales sont : celles d'Aix (Bouches du Rhône), e Bagnères-Bigorre (Hautes-Pyrénées), de Balaruc Hérault), de Bourbonne-les-Bains (Haute-Marne), 'Epsom (Angleterre), de Luxeuil (Haute-Saône), de 'éris (Allier), de Plombières (Vosges), de Sedlitz Bohême).

4e. Classe. *Eaux minérales hydro-sulfureuses.* lles contiennent une quantité plus ou moins consi érable d'acide hydro-sulfurique, tantôt libre, tantôt ombiné avec un alcali, et des substances salines telles ue des sulfates, des hydro-chlorates et des carbo-ates de soude, de magnésie et de chaux. Elles sont resque toutes thermales; on en rencontre peu de oides. Grasses et onctueuses au toucher, elles exha-ent une odeur d'œufs pourris et noircissent l'argent t le mercure. On les emploie en bains, en douches et ı boisson, contre les affections cutanées, les catarrhes hroniques, les scrofules, les rhumatismes, etc. Les rincipales sont celles d'Aix-la-Chapelle (Westphalie), 'Aix en Savoie, de Bagnères de Luchon (Haute-Garonne), de Barèges (Hautes-Pyrénées), de Bonnes Basses-Pyrénées), de Cauterets (Hautes-Pyrénées, e Digne (Basses-Alpes), de Louech (Valais), de Montmorency ou d'Enghien (Seine et Oise).

ABRÉVIATIONS.

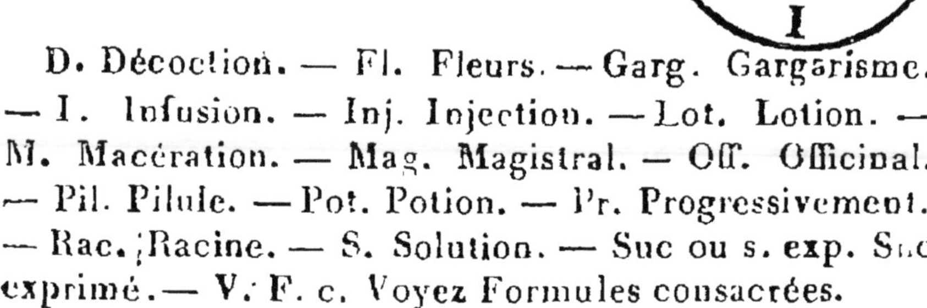
BIBLIOTHÈQUE ROYALE
I

D. Décoction. — Fl. Fleurs. — Garg. Gargarisme. — I. Infusion. — Inj. Injection. — Lot. Lotion. — M. Macération. — Mag. Magistral. — Off. Officinal. — Pil. Pilule. — Pot. Potion. — Pr. Progressivement. — Rac. Racine. — S. Solution. — Suc ou s. exp. Suc exprimé. — V. F. c. Voyez Formules consacrées.

ERRATA

Pag. 95, au lieu de looch *ammonical,* lisez looch *ammoniacal.*

Pag. 98, art. gomme arabique, au lieu de dans une potion ou julep, lisez dans une potion ou un julep.

Pag. 104, art. orange, au lieu de sirop fait avec le *sucre,* lisez sirop fait avec le *suc*. Dans la même page, la dose du sirop de limons n'a pas été mentionnée ; elle est la même que celle du sirop d'orange.

Pag. 162, art. scammonée, au lieu de g̅ j à vj pr., lisez g̅ vj à xx.

Pag. 187, art. diascordium, au lieu de ℈ j à ʒj, lisez ʒ ß à ʒij.

Pag. 218, art. collyre de Conrad, au lieu de eau de roses ℈ jv, lisez eau de roses ℥ jv.

TABLE DES MATIÈRES.

Nota. Les noms des substances mentionnées dans
; tableaux synoptiques ne se trouvent point dans
tte table, ayant été rangés au vocabulaire par lettres
phabétiques, avec indication des pages où les doses
ces médicaments sont exposées.

A

B

D

E

I

J

L

O

P

T

V

FIN DE LA TABLE DES MATIÈRES.

Ouvrages nouveaux.

TRAITÉ PRATIQUE
DES MALADIES VÉNÉRIENNES,

ou recherches critiques et expérimentales sur l'inoculation appliquée à l'étude de ces maladies, suivies d'un résumé thérapeutique et d'un formulaire spécial, Par PH. RICORD, D. M. chirurgien de l'hôpital des vénériens, etc.

1 *fort volume* in-8°, *prix : 9 fr.*

TRAITÉ COMPLET DE PHARMACIE
THÉORIQUE ET PRATIQUE,

Par J. J. VIREY, quatrième édition, 1837, augmentée de toutes les découvertes les plus modernes.

2 *forts volumes in-8° avec figures, prix :* 12 *fr.*

TRAITÉ ÉLÉMENTAIRE
DE PHARMACOLOGIE,

Cours professé à la Faculté de Médecine de Paris,

PAR F. L. COTTEREAU,

docteur en médecine et pharmacien, professeur agrégé à la Faculté de Médecine de Paris, professeur particulier de thérapeutique et de pharmacologie.

1 *fort volume in-8°, prix : 9 francs.*

COURS DE CHIMIE GÉNÉRALE,

Par LAUGIER, professeur de chimie à l'école de pharmacie de Paris et au jardin des plantes.

3 *vol. in-8°, et atlas de pl Prix :* 18 *francs.*

COURS DE CHIMIE,
PROFESSÉ A LA FACULTÉ DES SCIENCES,

comprenant l'histoire des sels, la chimie végétale et animale,

PAR GAY-LUSSAC.

2 *volumes in-8°, prix :* 15 *francs.*

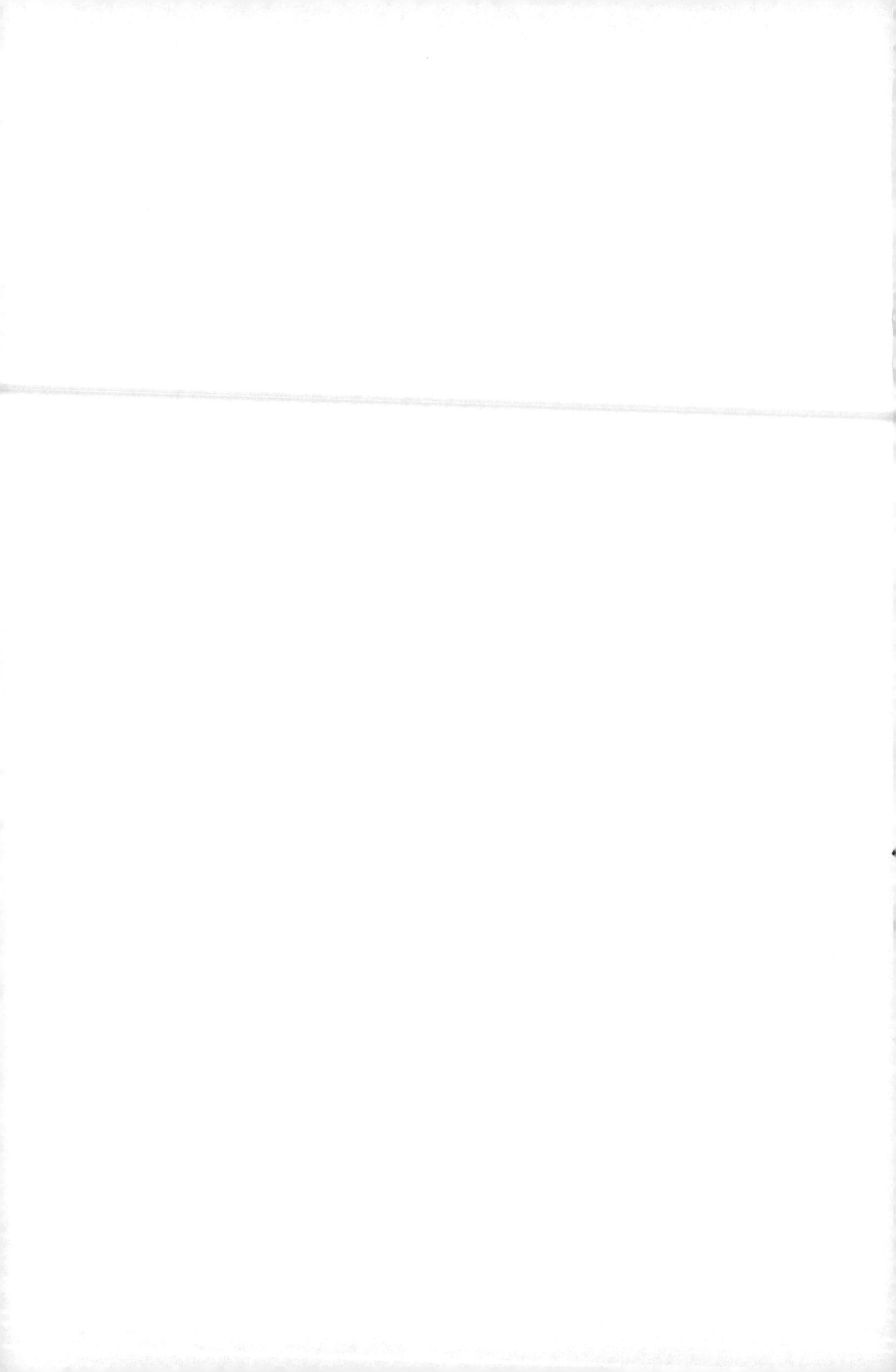

www.ingramcontent.com/pod-product-compliance
Ingram Content Group UK Ltd.
Pitfield, Milton Keynes, MK11 3LW, UK
UKHW020606230726
13926UKWH00005B/2222

9 782013 622639